黄煌领学中医 生活中的

传世经方

HUANGHUANG LINGXUE
ZHONGYI
SHENGHUOZHONG DE CHUANSHI
JINGFANG

主审◎黄 煌
编著◎包斐丰
插画◎陈 玥

上海科学技术出版社

图书在版编目（CIP）数据

黄煌领学中医 ：生活中的传世经方 / 包斐丰编著
. -- 上海 ：上海科学技术出版社，2024.1(2024.11重印)
ISBN 978-7-5478-6486-9

Ⅰ. ①黄… Ⅱ. ①包… Ⅲ. ①经方－汇编 Ⅳ.
①R289.2

中国国家版本馆CIP数据核字（2023）第253791号

黄煌领学中医　生活中的传世经方

主审·黄　煌

编著·包斐丰

上海世纪出版(集团)有限公司
上 海 科 学 技 术 出 版 社　出版、发行
（上海市闵行区号景路 159 弄 A 座 9F - 10F）
邮政编码 201101　　www.sstp.cn
上海光扬印务有限公司印刷
开本 787×1092　1/16　印张 13.5
字数：150 千字
2024 年 1 月第 1 版　2024 年 11 月第 2 次印刷
ISBN 978 - 7 - 5478 - 6486 - 9/R · 2932
定价：88.00 元

本书如有缺页、错装或坏损等严重质量问题，请向工厂联系调换

经方之魅

组方严谨规范、结构精炼简朴

疗效超越时代、经验可以重复、廉价易得惠民

有着厨房气息

有着民族生活的集体记忆

经方大众化

为什么用、怎么用、有什么效

古代大家、现代名医、跟诊学生

共同致力经方传承和普及

让《伤寒论》《金匮要略》走进寻常百姓家

经方生活化

30个经方故事,89幅漫画插图,28个煎药视频

简易茶方、可口药膳方、转化中成药

男女老幼、不同体质人群

找到适合自己的特效经方

序

让经方走进千家万户，让经方融入当代人们的生活，是我经方梦中的片段之一。经方，这些古代相传至今的经验配方，是劳动人民在生活实践中治病保健的智慧和创造，凝聚了中华民族数千年使用天然药物的经验结晶，与中华饮食文化也有着千丝万缕的关系。如桂枝汤的组成，除芍药不是食物外，桂枝、甘草、生姜、大枣，都是厨房里的香辛料和调味品；当归生姜羊肉汤，听着方名就让人闻到肉香；即便是白虎汤、竹叶石膏汤、麦门冬汤等，虽然有石膏、知母、半夏等药物，但方中都有一把粳米，煮出的汤液其实就是清香的米汤。所以我常常说，经方是带着厨房气息的方，经方是来自饮食生活的方。对于许多有中华文化背景的人来说，经方散发出的药香是熟悉的，是亲切的，或沁人心脾，或通畅百脉……因为,经方有着民族生活的集体记忆。

　　本书是开展经方生活化实践的结果。作者包斐丰医生多年跟随我学习和研究经方,理解我的思想和意图,了解我的用药特点和经验,是我推广经方的得力助手。我希望这本书的出版发行,能为经方的普及推广,为中医的大众化做出积极的贡献。

黄　煌

全国名中医

南京中医药大学国际经方学院院长

主任医师、教授

2023.12

前言

黄煌领学中医　生活中的传世经方

　　经方是历代相传经验方的简称。经方的起源历史悠久，可以追溯到远古时期，是中华民族几千年应用天然药物进行身体保健与治疗疾病的经验总结，是我们祖先的智慧结晶。

　　经方来自人民，其成果也应该回归人民。恩师黄煌先生倡导"经方大众化"的目的之一，就是将经方的配方组成和使用方法对老百姓进行普及，让他们能用经方治疗常见病、多发病，从而为家庭成员的健康保驾护航。让更多人从中受益，为"经方大众化"出一份力，这正是我编写此书的目的。

　　这本书中所有的故事都来自我的日常门诊和生活，为了便于读者熟悉并记忆，书中故事多以口语向读者呈现，尽量用白话文解释古代中医术语，并借用漫画插画的形式来还原人物形象，以期让读者有亲临门诊的现场感。

本书共收录常用经方 30 首,以汉代医学典籍《伤寒杂病论》(该书问世后,由于兵荒马乱,原著不久即散佚。后世医家整理分编为《伤寒论》和《金匮要略》)的经典方为主。根据这些经方的操作便利性、适用人群类别进行归类,分别设立了"茶杯里的经方""厨房里的经方""儿童常用经方""妇女常用经方""老人常用经方""其他常用经方"六大板块。

每则经方医案故事后的内容,都是对经方应用做的通俗表述,其中的适用人群、适用病证等内容,大部分引自《黄煌经方使用手册(第 4 版)》。该方药材的实物拍摄照片,能让读者更直观地了解每首经方的药物组成。我们还特别介绍了目前能购买到的、以原方为制剂的中成药,以帮助读者更便捷地使用经方。"煎药方法"是参照《黄煌经方使用手册(第 4 版)》中的煎服方法制作的视频,读者可以通过扫码观看,学会正确的煎药方法。

本书中"经典配方"标注出处,沿用古代典籍中的剂量单位。"推荐处方"内容皆出自《黄煌经方使用手册(第 4 版)》,使用现代剂量单位;其他经方,以笔者临床用量为参考。

写作非我擅长之事,非常感谢在本书编写过程中家人和师友的鼓励与支持,特别感谢恩师黄煌先生对每篇文章的审阅与指导,感谢陈玥制作的精美插图,鄢丽娟、吴同华、陆健提出的编写意见,包斐艳、黄建裕的图片拍摄及视频制作,还有马钰妍不辞辛劳的校对。在此一并表示感谢!

包斐丰

2023.12

黄煌领学中医　生活中的传世经方

目　　录

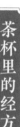

茶杯里的经方

儿童常用经方

老年人常用经方

黄煌领学中医　生活中的传世经方

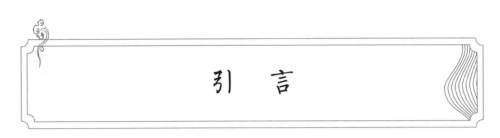

引　言

从远古走向大众的经方

　　关于中医的起源，可以追溯到远古时期有关神农尝百草的传说。上古时期的先民们在日常生活中，需要不断地跟疾病作斗争，在这个过程中，通过反复的实践积累了丰富的医药经验，最终形成了理论体系独特又完备的中医学。中医学是在生活实践中产生的医学，是劳动人民勤劳和智慧的结晶。

　　从一个个经验积累到形成一套完整的医学体系，历程是漫长的。从考古报道中可以发现，有华夏先民活动过的地方，大多有中医中药相关的文物遗迹。由此推测，先人开展医药活动已长达数千年之久。

　　对于这个过程，鲁迅先生曾经说过："大约古人一有病，最初只好这样尝一点，那样尝一点，吃了毒的就死，吃了不相干的就无效。有的竟吃到了对证的就好起来了。于是知道这是对某一种疾病的药。这样地积累下去，乃有了草创的记录，后来渐成为庞大的书。"

　　随着时代的发展，到了秦汉时期，出现了中医四大经典：《黄帝内经》《伤寒杂病论》《神农本草经》《难经》。它们标志着中医学理论与实践体系的形成。其中，东汉时期著名的医学家张仲景所著的《伤寒杂病论》，因其书中记载的经验方药简效宏，且经临床反复验证疗效显著，而被后世医家尊称为"经方之祖"。

经方是什么

经方，最早是古人对经验药方的称呼，也就是经典药方的意思。在汉代，对医学类书籍进行分类时，就将研究医学理论，特别是有关养生的理论和方法的著作归入"医经"类，把自古相传的经验药方归入"经方"类。正如《汉书·艺文志》中所说："经方者，本草石之寒温，量疾病之浅深，假药味之滋，因气感之宜，辨五苦六辛，致水火之齐，以通闭解结，反之于平。"

经方是从什么时候开始出现的，又由谁先发明创造，现在已经无从考证。但从中医的起源来推测，经方是千千万万的古代医家在不计其数的百姓身上实践，经过数千年经验积累而成的。

我们可以大致还原这样一个场景：远古时期的医生或巫师，先观察疾病作用在人体产生的不同反应，比如发热、恶寒、呕吐、腹泻等；再观测患者尝试药物后身体产生的变化，有的症状加重或死亡，有的症状减轻或痊愈；通过不断地观察和记录，反复在人体上进行试验，最终总结出有效药物，及药物之间的配伍组合、量效关系、使用剂型、服用方法等，从而形成有效的经验方。这些弥足珍贵的经验，再通过一代代的医生，在无限大的人群样本中反复不断地使用、观察、修正、总结，披沙拣金，成为经典的经验方——经方。

这样的经验最初是以师徒之间口传心授的方式得以传承，在文字出现以后，开始形成书籍文献，最终得以流传至今。也可以说，经方，就是经过实践检验之方、经久不衰之方、经典垂范之方。

独具魅力的经方

经方以其组方严谨规范、疗效超越时代、经验可重复、结构精炼、简朴平实,形成了其独特的魅力。

经方的组成严谨规范。同样的药物组成,由于剂量不同,方的名称便截然不同,且其主治功能也随之发生变化。如《伤寒杂病论》中治疗"啬啬恶寒,淅淅恶风,翕翕发热"的桂枝汤,将其中的桂枝增加二两,方名随之更改为"桂枝加桂汤",主治也变为"气从少腹上冲心"的疾病。同时,经方对煎服方法也有着明确的要求,具体放多少水、煮取多少药液、分几次服用、服药后的注意事项等,都有着详细的规定。恩师黄煌先生常说,《伤寒杂病论》处方后记录的原文,就是经方的使用说明书。

经方的疗效超越时代。经方的经验来自临床事实,她并没有随着时代变迁、疾病名称的变化而被淘汰,相反,经方以其自身强大的生命力依然大放光彩。在全球新冠病毒感染暴发后,各地中医在临床救治中使用国家中医药管理局推荐的专方——清肺排毒汤,取得神奇疗效,不仅为我国疫情防治做出了卓越贡献,也一举为中医正名。而这张力挽狂澜的清肺排毒汤,其核心方都来自《伤寒杂病论》,其中包含了小柴胡汤、五苓散、麻黄杏仁甘草石膏汤、射干麻黄汤、橘枳姜汤、茯苓杏仁甘草汤等众多经典方。

经方的经验可以重复。《伤寒杂病论》说泻心汤主治"诸吐血、衄血",提示古代医生用此方治疗身体上部的出血,疗效确切。清代名医陈修园说过:"余治吐血,诸药不止者,用泻心汤百试百效。"日本汉方家大冢敬节先生用此方治疗脑出血患者的烦躁;恩师黄煌先生用泻心汤治疗支气管淀粉样变的咯血、肝硬化的消化道出血；我在临床用泻心汤治疗鼻衄、牙龈出血（详见书中经方故事），常有药到血止的神奇功效。这种可反复验证的经验，就像数学公式一样，具有普遍意义，放之四海而皆准。经方，经得起临床检验。

经方结构精练，方小价廉。《伤寒杂病论》中的处方，药物组成少，大多在 2 到 7 味，而且大部分取材于天然药物。经方价格低廉，常用的药材中没有昂贵的冬虫夏草、犀角、穿山甲等。如本书中"茶杯中""厨房里"板块下的经方，其一天的药价不超过 10 元的为数不少。这样的好方老百姓吃得起，更适合普通人日常疾病的调治。中国是一个人口大国，任何的资源一旦算成人均，都令人担忧，而经方可以显著降低医药成本，减少不必要的资源消耗，同时大大提高医疗质量，为国分忧，为民解难。所以，中国老百姓需要经方。

经方用药简朴平实，贴近生活。经方来源于生活，医圣张仲景在《伤寒杂病论》中所用的药物，大多为平常易得之品，且有很多来自厨房，诸如生姜、红枣、小麦、山药、赤小豆、葱白、蜂蜜、饴糖、米酒等。有些经方，如当归生姜羊肉汤、甘草小麦大枣汤、麦门冬汤、桂枝汤等，以"经典原文"为指导依据熬制出来的汤药，就是一道道药膳。它们不仅香气浓郁、醇厚可口，而且充满了生活气息，极大地减轻了人们内心对于药物的排斥，变得易于接受。也可以说，经方是从老百姓的厨房里诞生的。

正是这些独特的魅力，将经方带到大众眼前。

你也能用好经方

经方重视疾病在不同机体上的反应状态,以客观、真实的临床表现为依据使用各种方剂,这些使用经方的证据,被叫做方证;以看得见、摸得着的方证依据出具处方,这种独特的诊疗思维被称为"方证相应",是经方医学中的核心。

这种"方证相应"的思维方法并不玄奥。在张仲景的《伤寒杂病论》中,常常以形象化的描述手法来揭示方证"是什么",很少用晦涩的术语来说明"为什么"。书中原文用词简练,字里行间记录的,都是使用这些经方的经验结晶。近代医家岳美中先生说过,经方"见其察证候而罕言病理,出方剂而不言药性,准当前之象征,投药石以祛疾。其质朴的学术,直逼实验科学之堂奥"。

由此可见,经方是一种科学,是一种看得见、摸得着的实证医学,并不是忽隐忽现、只可意会不可言传的一种领悟。任何人,即便是没有医学背景的普通中医爱好者,只要按照经方规范去操作,照样有效。所以,只要能掌握方证相应的思维方法,人人都能用好经方,为自己和家人的健康保驾护航。在历代著名的经方家队伍中,有很大一部分起初都是经方爱好者,并非职业医生。因此,清代经方家柯韵伯评论说:"仲景之道,至平至易,仲景之门,人人可入。"

然而,这些医学典籍都由古文写成,大多枯燥晦涩,其义难明。如何让经方从高深的学术殿堂飞入寻常百姓家,是一项时代课题。恩师黄煌先生经过数十年的探索与实践,开创了黄煌经方医学体系,用简洁清晰、生动具体的黄氏语言推广经方,普及大众,受到海内外各界广泛关注,并且培养了大批非中医专业的经方爱好者。在这当中,有不少具有较高文化水平、自学经方的年轻女性,她们通过学习与应用经方,解决了家庭中老人与小孩的日常小毛病,被称为"经方妈妈"。

经方来自人民,其成果也应该回归于人民。将经方的配方组成和使用方法对基层医生以及老百姓进行普及,让他们能用经方治疗常见病、多发病,这叫"还方于民""藏方于民",能让经方血脉相传、光垂万世,这便是恩师黄煌先生一直以来所提倡的"经方大众化"。

恩师黄煌先生致力于经方大众化,具体讲,就是要让经方进入生活,向大众推广普及一些安全有效的经方,让大众在日常生活中想用经方、会用经方、喜欢用经方。其目的是让经方给老百姓带来真正的实惠,这便是恩师黄煌先生推广经方的目的之一——"经方惠民"。

随着国家经济发展、文化复兴、国民科学素养的提高,如今国人对健康的需求日益增长,对传统中医产生浓厚的兴趣。由于经方具有规范性,方证清晰,操作性强,适合普通大众学习。在恩师黄煌先生大力推广下,不断涌现出一批批来自各行各业、非医学背景的经方爱好者。这些经方爱好者成为一股生力军,掀起经方回归大众、普惠大众的热潮,并为健康家庭中国梦做出了巨大贡献。

恩师黄煌先生曾憧憬过这样一个场景:"若有一天中国的老百姓也知道使用经方,懂得在发热不退时用小柴胡汤、胃痛时用半夏泻心汤、失眠时用柴胡加龙骨牡蛎汤,母亲能用小建中汤调理儿子的虚弱体质,女儿会为瘦弱的妈妈煲上一锅香喷喷的当归生姜羊肉汤,张仲景也会笑的。"

亲爱的读者,您准备好了吗?让我们一起,走进经方惠民的新天地,共筑伟大复兴的经方梦!

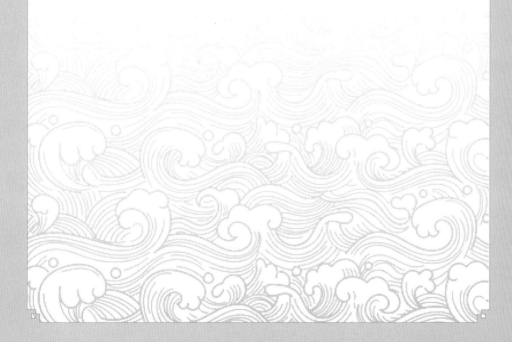

茶杯里的经方

一、神志异常小药茶

甘草小麦大枣汤

经方故事:双胎妊娠的孕妈妈为何焦虑不安

2019 年 10 月 10 日晚上,我接到在妇保医院超声科工作的同学求助微信。

她的朋友,38 岁的陆女士,在没有做好二胎准备的情况下怀孕了。正当她无奈地接受这个意外时,超声检查再次给她带来了"惊喜":双胎妊娠。一想到自己将成为 3 个孩子的妈妈,又想到双胞胎婴儿日常护理的困难以及日后的家庭经济压力等,陆女士失眠了,她的心情也陷入了低谷。

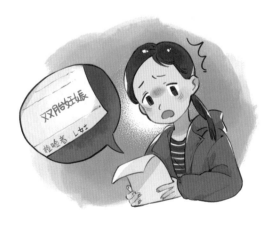

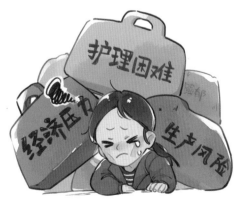

同时,一次次孕检结果更让她焦虑万分,各种担忧、恐惧纷至沓来。

8月27日,双胎超声检查为单绒毛膜双羊膜囊妊娠,产科医生提醒这种情况风险较大。

9月10日,超声检查,医生发现胎盘位置偏低,提示有胎盘前置的可能,这是一种容易大出血的妊娠状态。

10月7日,复查超声,提示胎盘覆盖宫颈,确诊为"前置胎盘"。产科医生表情严肃地告诉她,情况不容乐观,要警惕流产、胎盘早剥、大出血等危险。

惶惑无助的陆女士,通过手机app搜索关于前置胎盘的信息。自行看完网络上各种"专业"介绍后,她那原本紧张的心变得更为焦虑了。越看越是觉得,医生说的危险情况随时都会发生。

短短一个多月,陆女士开始失眠、焦虑、压抑、无食欲、紧张、恐惧。她常常无来由地落泪,哭泣不止,作为一名孕妇,体重不升反降,令家人担忧不已。

10月12日,愁眉苦脸、面色㿠白的陆女士来到我的门诊。刚刚落座,尚未开口,她的眼泪就像断了线的珠子一般落下。叙述病情的过程中,更是一次又一次落泪、哽咽。

我遂开了甘草小麦大枣汤原方:炙甘草15克,淮小麦50克,红枣30克,7剂。嘱咐陆女士用煮茶器每天煎煮,代茶饮。

一周后,陆女士反馈,她的情绪慢慢地变得稳定,也能入睡了。她还惊讶地说,这个中药煮起来满屋飘香,都能闻到麦子的清香、红枣的甜味,香甜的药汁入口,心情也变好了许多。

10月24日陆女士产检,我的同学告诉我,她整个人的精神状态有了大改变,不再轻易哭泣,心情看上去不错。在微信里,同学拍了一张

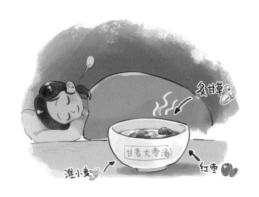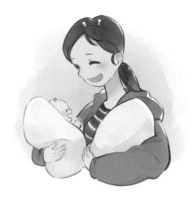

陆女士的照片发给我，只见她面带微笑、神情淡定，明显比之前胖了。我那位妇保医院的同学更是对中医经方的神奇表示惊叹和不可思议。

11月份的产检，陆女士的体重较服药前增加了 3 千克；超声复查，24 周左右的双胎宝宝发育正常，体重均有 600 克左右，生长状态良好。虽然超声检查依然是"前置胎盘"，但陆女士却显得很淡定，她已经不再紧张焦虑。

2020 年 2 月 10 日，孕 35 周的陆女士顺利分娩两个健康男婴。

古今通用的神经症专方

我给陆女士开出的，看上去似乎是一张普普通通的药膳方，实为仲景千古名方。它的构成简单，其貌不扬，却有着悠久的历史。这张方的名字，以方中的三味药材名依次组合而成，它就是张仲景在《金匮要略》中记录的经典的脏躁病专方——甘草小麦大枣汤。

"脏躁病"一词始见《金匮要略》，张仲景在"妇人杂病篇"中记录了一种奇怪的疾病："妇人脏躁，喜悲伤欲哭，象如神灵所作，数欠伸，甘草小麦大枣汤主之。"

"脏躁"是一个古病名，"喜悲伤欲哭，象如神灵所作"是指此病带有极强的感情色彩，以情绪低落、易悲伤、泪点低、动辄落泪为表现；患者时常出现有无缘由的悲泣，且不能自已。因此在古人眼中，他们好像是被神灵附身一般难以理解，这类似于现代医学的"癔病"精神障碍（分离型）的情感爆发。"欠伸"为动词，打呵欠，伸懒腰；"数"音"朔"，频数也，有屡次之义；"数欠伸"是频频呵欠与伸懒腰之义。

短短的条文一开始就明示，这个被称为"脏躁"的疾病，有着特定的患者人群；而且，日本汉方《类聚方本义》书中也提到，"脏者子宫也"。由此可见，脏躁病以女性患者为主。

脏躁病是一种以精神恍惚异常、躁动不安为特征的精神神经疾病，类似现代医学诊断的"神经官能症""癔病""抑郁症""精神分裂症""癫痫"等疾病。陆女士平素性格内向、多思多虑，在一个又一个意外的打击下，她出现了各种不能自主的情绪异常，这就是典型的"脏躁病"。

医圣张仲景在其书中，记录经方名称的前后，常有"主之""可与""宜服"等词，这些文字提示在治病的选方用药上，他有着不同的推荐，类似现代医学临床用药指南中的"一线用药""二线用药"。在甘草小麦大枣汤的条文中，紧随其后的是"主之"，就是首选用药之意，也指此方为治疗脏躁病疗效确切的专方。

《素问》曰：心主神明。是指精神、意识、思维等高级中枢神经活动，都由心所主持。若精神神志异常，中医传统治疗方法中，多以清心为主。在甘草小麦大枣汤中，用量最多的是小麦。根据考证，汉代的一升约为现代200毫升容量，可放入小麦的重量为180～200克。在我国传统医学认识中，小麦既是日常重要的食物，也是具有食疗效果的药物。《素问》曰：小麦为心谷。《千金方》曰：麦养心气。小麦药效：入心经,可以清肝阴之客热,而养心液。

清代经方家莫枚士在其《经方例释》中,将甘草小麦大枣汤誉为"诸清心方之祖"。现代药理研究证明,这张方具有安神、抗焦虑、镇静、止痉挛等功效,适用于以神情恍惚、喜悲伤为特征的精神心理疾病。

人群特征:偏瘦、憔悴、恍惚

适用此方的人群很有特征。他们大多体形偏瘦,面容憔悴,缺乏红光,有贫血貌。虽以女子多见,但后世医家用本方并不仅限于妇人,儿童也可用,多用于夜啼症。很多脏躁病患者容易出现言行失常,无故悲伤落泪,或哭叫无节;且易疲乏,呵欠、伸懒腰动作频作。大多有受惊吓,或情感受挫等诱因。

他们的症状表现怪异,且感情色彩浓重。如有的患者相当长时间内保持一个固定的姿势不动,对外界的刺激几乎或完全没有反应,完全或几乎没有言语及自发的有目的的运动;有的患者重复一系列运动、姿势、发音;有的患者出现短暂的共济失调现象,尤以双腿多见,引起离奇的姿势或不借扶助不能站立等各种怪异的表现。这种发作历时长短不一,突发突止,且部分患者清醒后对病中经历不能完全回忆,到医院检查并无明显的器质性病因。

以下病症符合上述人群特征者,可以考虑使用本方。

1. 以精神恍惚、喜悲伤、急躁为表现特征的疾病,如抑郁症、焦虑症、精神分裂症、躁狂症、神经症、更年期综合征、小儿夜啼症等。

2. 以自汗盗汗为表现的疾病,如病后自汗、自主神经功能紊乱等。

3. 以抽搐、肌肉痉挛为表现的疾病,如痉挛性咳嗽、胃肠痉挛的腹痛、癫痫、面肌痉挛、抽动症、小儿多动症等。

巧用甘草小麦大枣汤

经典配方: 甘草三两,小麦一升,大枣十枚。上三味,以水六升,煮取三升,温分三服。(《金匮要略》)

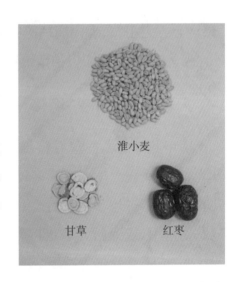

淮小麦

甘草　　　　红枣

推荐处方: 炙甘草 10～20 克,淮小麦或浮小麦 30～180 克,红枣 10 克。以水 1 000 毫升,煮取汤液 300 毫升,分 2～3 次温服。若以盗汗、自汗多为表现者,可用浮小麦。

中成药: 目前以甘草小麦大枣汤为原方的中成药制剂有脑乐静糖浆,可供不同年龄段患者选择,建议以药品说明书中服用剂量及方法为准。

注意事项: 方中甘草用量较大,可能有反酸、腹胀及水肿、血压升高等副作用,建议慢性病患者服用此方时,做好血压监测等检查。

煎药方法

正确煎药
效果更好

二、痰水怪病代茶饮

甘草干姜汤

经方故事：老人肺炎后口水不断

胡女士来我的门诊咨询，问有没有什么偏方，可以治疗她父亲"无药可治"的怪病。

胡女士年近七旬的老父亲一个多月前不慎感受风寒，咳嗽不止，服用消炎药、止咳化痰药后，症状消失了。但令他烦恼的是，口中总有吐不完的口水，又清又稀、不咸不苦的口水来不及下咽，随时随地，都需要不停地往外吐出去。在疫情形势下，戴着口罩自己不方便，旁人看了也是赶紧远离。

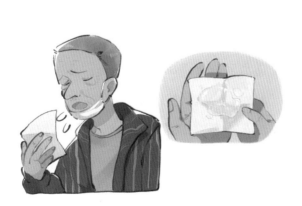

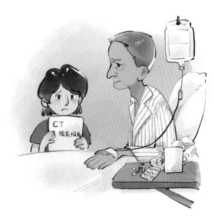

胡女士带着父亲去看三甲医院呼吸科的专家门诊,做了胸部CT检查,有肺部炎症,住院治疗了两个星期。输液消炎,配上雾化吸入,以及中药口服,能用的"武器"都用上了,但老父亲口水多的毛病却依然没好。

专家说,复查肺部CT炎症已经治愈,不需要再治疗了,口水多算不上是病,也没什么药好用。胡女士的父亲很无奈,只好办理了出院回家休养。

因为有这么个怪毛病,胡女士的父亲都不敢去公园、超市等地方,怕招来旁人嫌弃的目光。休养了大半个月,这个怪现象也没有消失,老父亲整天闷在家里,情绪越来越烦躁。

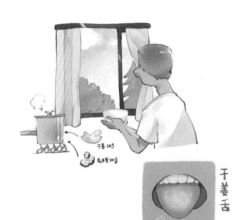

干姜10g
炙甘草20g

干姜舌

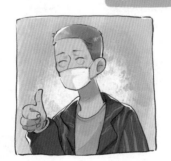

胡女士建议他到我的经方门诊来看看,他很生气地说:"大医院专家都说病已经好了,这个毛病无药可治,还去吃什么中药! 不去!"

看着老父亲被怪病折磨,胡女士急在心里,她向我求助,可不可以用代茶的中药偏方来治疗?

根据胡女士的描述,我的脑海中瞬间跳出了《金匮要略》中"肺痿吐涎沫而不咳者……"那段原文。我沉思片刻,为她父亲开出了一张"偏方",这是一张年代久远、东汉末年张仲景的经方,只有两味药:炙甘草20克,干姜10克,煮水代茶饮,七剂。

一周后，原本不愿意来医院的老先生亲自来复诊。他非常开心地说，想不到你的小偏方真灵光。虽然有点姜的辣味，但喝了以后，口水少了很多。这次复诊，他听从了我的建议，服用我在"偏方"基础上开出的中药方：炙甘草、干姜、人参、生白术各15克，七剂。

两周后，胡女士来致谢，她父亲"无药可治"的怪病已经痊愈。

只有两味厨房级药材的"偏方"

我开出的那张"偏方"，是医圣张仲景记载在《金匮要略·肺痿肺痈咳嗽上气》中的"甘草干姜汤"。这是一张极其普通的药方，只有两味药物：甘草与干姜，它们都属于药食同源的厨房级药材。

《金匮要略·肺痿肺痈咳嗽上气病脉证并治第七》曰："肺痿吐涎沫而不咳者，其人不渴，必遗尿，小便数。所以然者，以上虚不能制下故也。此为肺中冷，必眩，多涎唾，甘草干姜汤以温之。"

辛辣的干姜配伍甘甜的甘草，具有辛甘化阳的作用，在《伤寒论》中是作为发汗过多伤及阳气后补救的方。在甘草干姜汤的基础上衍生出的经方，《伤寒论》有14张方，《金匮要略》有17张方。清代经方家莫枚士在其著作《经方例释》中将此方称为"诸温中方之祖"。

本案老先生的怪病在古代被中医命名为"肺痿病"，这个病的临床表现是"吐涎沫而不咳"。何为"涎沫"？就是口中的口水，也可以理解为清稀的痰涎。

根据《金匮要略》的描述，肺痿病患者在吐口水痰涎时，一般不伴有咳嗽，虽然口水不断，但其人并不渴，有的伴小便频繁，甚至出现尿失禁、遗尿现象，有的伴头目眩晕等表现。

肺痿病因为何？《金匮要略》谓"此为肺中冷"。中医传统理论认为，肺主通调水道，为水之上源。肺气充足，则水液能够布散周身以行润养之职，又能下输膀胱，以排出余液、浊气。当肺功能受损后，肺气失于宣降，水道失于通调，导致津液代谢异常，从而出现痰、饮、水、湿等病理产物。

本案老先生的口水不断，究其病因，为肺脾阳虚，不能温化水液导致，故用辛甘温化的甘草干姜汤。复诊的药方，也是在甘草干姜汤的基础上加人参、白术，方名人参汤，后世又称理中汤，具有温中祛寒、补气健脾作用。肺脾功能恢复，津液代谢正常，则口中涎唾消失。

甘草干姜汤只有两味药物，如何用好这张方，必须从药物的主治，也就是用药的指征和依据入手。有是证，用是药，是中医几千年相传的医学准则。

特征性的"干姜舌"

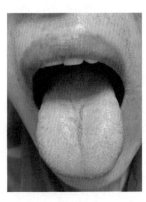

干姜舌

从张仲景的用药规律总结发现，干姜的药证为主治多涎唾而不渴者，多涎唾是指口内唾液多，或吐痰涎较多。适用干姜的涎唾，多清稀透明，或伴泡沫。根据恩师黄煌先生的临床经验，此类患者大多有着特征鲜明的舌象：舌苔白厚，舌苔上方有一层黏滑的黏液覆盖，这样的舌象被称为"干姜舌"。另外，张仲景大剂量使用甘草，主要用于治疗下利不止、吐涎沫不止、小便数、自汗出等体液丢失后出现的种种病状。

甘草干姜汤的临床应用，不仅用于肺痿的吐涎沫现象，还可以用于消化道疾病如慢性胃炎见呕吐清水清涎者；也可以用于儿科疾病中小儿流涎症、口疮、遗尿等；也可以用于老年患者的尿失禁、夜尿症等；也可以用于身体上部虚寒性出血的急救。

甘草干姜汤主治病症的病理特性为虚证兼寒，临床上的脉象大多为迟脉，就是脉搏的搏动每分钟不足 60 次。舌象表现除了上述的"干姜舌"的特征外，还可见舌质多为淡润。若脉象滑数有力，舌质红绛坚老，则不适合使用甘草干姜汤。

巧用甘草干姜汤

经典配方：炙甘草四两，干姜二两。上二味。以水三升。煮取一升五合，去滓，分温再服。（《金匮要略》）

推荐处方：炙甘草 12 ～24 克、干姜 6～12 克，水煎服，分两次温服。以水 600 毫升，煮取汤液 200 毫升，分 2～3 次温服。

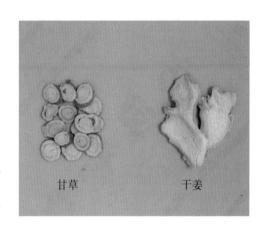

甘草　　　　　　干姜

煎药方法

正确煎药
效果更好

三、止痉止痛有速效

芍药甘草汤

经方故事：阿姨大腿抽筋疼痛难忍

2022年5月16日上午，吴阿姨特意跑进我的诊室，向我报告好消息：吃了中药，反复发作大半年的大腿抽筋现象竟然神奇地消失了！

吴阿姨有着一大堆的慢性病：高血压、高脂血症、冠心病、房颤、慢性胃炎、肠息肉、慢性便秘……家住在医院附近，经常来配药，是我院的常客。

吴阿姨身材矮胖，形体结实，走路利索，讲话声音洪亮，看上去一点也不像是一个八十多岁、有这么多慢性病的老人。

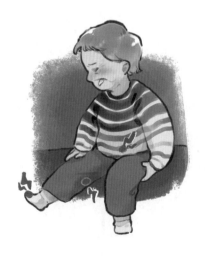

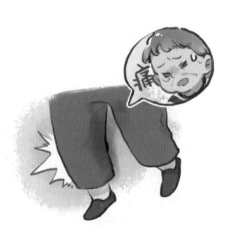

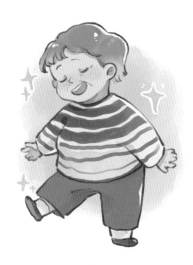

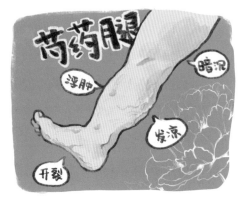

最近吴阿姨又有了新的困扰。

从 2021 年 6 月份开始，吴阿姨出现了大腿抽筋现象。起初发作并不频繁，历时短暂，很快自行缓解，她也就没放在心上。最近半年来，大腿抽筋次数变得越来越多，而且由单侧大腿扩展到了双侧，发作时两大腿内侧肌肉强烈收缩，疼痛难忍。

吴阿姨去大医院就诊多次，做了下肢血管检查、骨密度扫描、血液检测等，医生的诊断是骨质疏松，给予补充钙剂，但抽筋现象并无改善。到 2022 年的 3 月底，大腿抽筋的发作频率几乎每天一次，抽筋范围更广了，从腹股沟处一直蔓延到大脚趾，整条腿痉挛，痛不欲生。

根据吴阿姨的典型症状，我开出了一张方子，就是两味药的芍药甘草汤：白芍药 60 克，生甘草 20 克。

吴阿姨服药后的第二天晚上，大腿抽筋就停止了，持续服药一个多月，大腿抽筋再没有发作。

专治脚抽筋的"去杖方"

芍药甘草汤是一张治疗脚抽筋的专方。这张方药物组成简单，就如方名，仅仅两味中药，分别是芍药与甘草。

对此方的应用条文，最早的记录是在张仲景的《伤寒论》29条："伤寒，脉浮，自汗出，小便数，心烦，微恶寒，脚挛急……若厥愈足温者，更作芍药甘草汤与之，其脚即伸。"30条："夜半阳气还，两足当热，胫尚微拘急，重与芍药甘草汤，尔乃胫伸。"

条文中的"胫""脚"，在古代都是指小腿部位，由此可推断，芍药甘草汤的作用靶点就是在小腿，就是俗语的"脚抽筋"现象。

芍药甘草汤被宋代《朱氏集验方》所收录，阐述本方能治脚弱无力、行步艰辛；其和血通络、缓急舒筋功效能帮助腿痛患者丢掉拐杖，恢复行走能力，并据此而将其更名为"去杖方"。

在后世经方家医案中，脚抽筋用芍药甘草汤的经验不断被验证。

近代经方家曹颖甫先生《经方实验录》记载两剂芍药甘草汤治愈三年两足酸痛拘急案："辛末之秋，予家筱云四弟妇来诊，无他病，惟两足酸疼、拘急三年矣……乃为用赤白芍各一两，生甘草八钱。至第三日，来告曰，服经两剂，今已行步如常矣。"

有医案记录，现代经方家刘渡舟先生用芍药24克、炙甘草12克，4剂，治愈贾某左腿肚痉挛鼓包，疼痛不能伸直。

黄煌先生在《黄煌经方医话·临床篇》中，用白芍药50克、生甘草5克，治愈糖尿病患者的夜间小腿抽筋。先生用此方的经验是"在临床上将脚抽筋及其附带下肢的症状（发凉、走路疼痛、局部皮肤发暗、水肿、脚底开裂等）作为适用芍药的一个指征"，形象地把适用此方的足部特征命名为"芍药腿"。先生根据芍药的药证特点,将此方的临床应用范围做了极大的延伸,不仅用在骨骼肌痉挛疼痛的疾病,还用于内脏平滑肌痉挛的腹痛,甚至神经性疼痛等领域。

本案形体结实、有慢性便秘病史的吴阿姨,其程度剧烈的大腿痉挛就是"脚挛急"。这是鲜明独特、清晰可见的芍药甘草汤证。见此证,用此方,芍药甘草汤出奇效!经方的方证相应真是妙不可言!

人群特征:芍药脚、挛急痛、紧张腹

本方适用的体形胖瘦皆有,但以肌肉坚紧为多。适用此方的人群有以下典型的体质特征。

芍药脚:下肢疼痛,站立行走屈伸困难。同时包括了腰腿痛、膝痛、脚跟痛,下肢抽筋、冰冷、麻木、皮肤发黑、静脉曲张、血栓、水肿、皮肤溃疡、足底皲裂等。

挛急痛:如胃痉挛、肠痉挛、腓肠肌痉挛、膈肌痉挛、尿道括约肌痉挛、阴道痉挛、面肌痉挛、支气管痉挛、脏器平滑肌痉挛,以及躯干骨骼肌紧张、血管痉挛等导致的疼痛。其疼痛多为阵发性、针刺样或电击样。

紧张腹:上腹部及两胁下腹肌比较紧张,按之比较硬。不按不痛,一按即痛。

此外,经常便秘、大便干结。

以下病症符合上述人群特征者可以考虑使用本方。

1. 以骨骼肌、韧带的痉挛、抽掣样疼痛为特征的疾病。如腓肠肌痉挛、坐骨神经痛、急性腰扭伤、腰肌劳损、腰椎病。

2. 以内脏平滑肌绞痛、剧烈痉挛等为特征的疾病。如胃及十二指

肠溃疡、胃痉挛、肠粘连、习惯性便秘、胆绞痛、肾绞痛、支气管哮喘、痛经等。

3. 以下肢疼痛麻木、步履困难为表现的疾病。如糖尿病足、下肢静脉血栓形成、股骨头缺血性坏死、骨质增生症、椎间盘突出症、足跟痛。

4. 神经性疼痛。如三叉神经痛、带状疱疹引起的肋间神经痛、坐骨神经痛、牙痛等。

5. 不自主性、异常兴奋性疾病。如顽固性呃逆、不安腿综合征、小儿睡中磨牙症、颜面肌抽搐、眼睑痉挛、书写震颤症、阴茎异常勃起（强中）、阳痿、缩阴症、阴道痉挛等。

6. 以便秘为表现的疾病，如习惯性便秘、肛裂、胆汁淤积性肝硬化等。

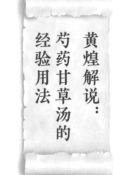

黄煌解说：芍药甘草汤的经验用法

芍药甘草的比例可以调整。《伤寒论》为 1：1，但根据后世用药经验看，各种比例均有，有放大到 12：1。如《魏氏家藏方》及《传统适用方》等书均称芍药甘草汤为六半汤者，即芍药 6 两，甘草半两，治疗脚痛不能行走。也有甘草用量大于芍药者。

赤白芍的用法有别。《伤寒论》中芍药不分赤白，宋代以后方有赤芍、白芍之分。习惯认为，白芍以养血柔肝为主，用于肌肉痉挛性疾病为主；赤芍以活血化瘀为主，用于舌质暗紫，或血液黏稠者较多。对于黄疸日久者，也可以使用赤芍。

根据仲景用药规律，肌肉松软者、大便不成形而无腹痛者慎用本方。

巧用芍药甘草汤

经典配方：芍药、甘草（炙）各四两。上二味，以水三升，煮取一升五合，去滓，分温再服。（《伤寒论》）

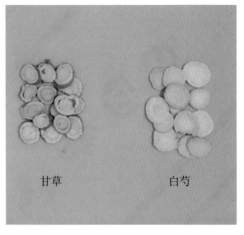

甘草　　　　　　白芍

推荐处方：白芍或赤芍 30～60 克，炙甘草 10～30 克。以水 500～1000 毫升，煮取汤液 250 毫升，分 2 次温服。

注意事项：本方中的芍药有类似生大黄的通便作用，尤其是在大剂量使用时尤为明显，因此被称为"小大黄"。若平常肠胃功能偏弱，大便易溏稀松散者，建议减少芍药的处方用量。

煎药方法

正确煎药
效果更好

四、止呕"神方"

小半夏汤

黄煌领学中医　生活中的传世经方

经方故事：酒店电水壶煮出经典止吐方

"我的爱人前一天吃火锅和烧烤后出现呕吐,到医院挂了盐水,打了止吐针、消炎药,还是一直在吐。"

2021年10月12日晚饭后,我收到姚先生发过来的微信。急促的语音信息,有着对病情严重的担忧,还有在异地患病后的无助及焦虑。

姚先生是我好友的亲戚,带着老婆在浙江奉化游玩。因为饮食不

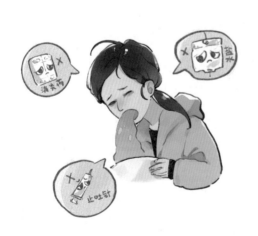

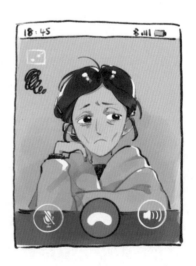

慎,老婆卢女士突发呕吐,到了当地医院治疗后也未见好转,不知所措的他求助于我。

微信视频中的卢女士身体消瘦,频繁呕吐折磨得她眉头紧皱,精神萎靡,面色萎黄。她平素胃就不好,胃镜检查提示"慢性萎缩性胃窦炎、胆汁反流性胃炎";食欲差,稍微多吃点就胃胀,易嗳气反酸,有口气……她告诉我,呕吐得厉害,一整天都粒米未进,胃里已经没什么可吐的了,吐出来的全是黄黄的胆汁,同时心口部位堵塞得难受。而且,反复呕吐的她也不感觉口渴,即使喝点淡盐水,也是咽下去后不久又吐出来了。视频中卢女士的舌体胖,舌苔白,看上去有点滑腻。

我用微信开出处方:姜半夏20克,生姜20克。

半小时后,姚先生在奉化镇私人诊所与菜摊上分别买到这两味药材。我让他把它们打碎,加入600毫升的矿泉水,用酒店房间的电水壶煮沸15分钟,待药液变凉后,嘬一小口,缓慢吞服,5分钟左右一次,频繁服用。

卢女士的呕吐在服药后当晚慢慢平息。能少量进食米粥,也只是轻微恶心,无呕吐,第二天返回杭州做进一步诊治。

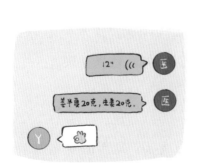

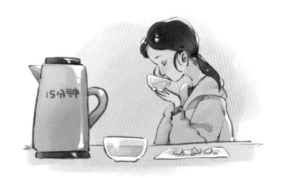

古代中医的急诊"神方"

我在微信中给卢女士开出的药方,是《金匮要略》中记录的"小半夏汤"。小半夏汤只有两味药物,分别是半夏、生姜。

在古代,小半夏汤是一张消化内科常用方,也是古代中医在急诊状态下必备的一张止呕神方。

小半夏汤的经典方证为"呕家本渴,渴者为欲解,今反不渴,心下有支饮故也"(《金匮要略·痰饮咳嗽病脉证并治第十二》),"诸呕吐,谷不得下者"(《金匮要略·呕吐哕下利病脉证并治第十七》)等。

从原文理解,小半夏汤证有两个抓手:第一、呕吐。从"谷不得下"来分析,呕吐程度严重。从后世名家医案来看,有呕吐无法进食,伴嗳气反酸,或呕吐胆汁黄水,或呕吐清水痰涎等。第二、无口渴。呕吐但不口渴,不喜饮水,口中充满口水等。

临床的急性呕吐,或长期的慢性呕吐,均会导致不同程度的脱水、电解质紊乱、酸碱平衡失调、营养不良等,而出现口渴、乏力、小便少等异常表现,这在中医里属于津液损耗的表现。从"呕而不渴"分析,小半夏汤证的呕吐,并未达到津液受损的程度,而是单纯性呕吐,我们可以推测,小半夏汤具有抑制呕吐反馈的镇吐作用。

卢女士的呕吐程度严重,无法进食,但口中不渴,饮水则呕吐加剧,且无夹杂其他症状,符合小半夏汤证。方证对应,效果立现。

方证抓手:恶心、呕吐、口不渴

方中的半夏为天南星科植物半夏的干燥块茎。每年的夏至时节,长在山坡溪边、桑田等阴湿处。"五月半夏生,盖当夏之半",半夏就是根据其生长时节而命名的。

半夏的药用部分是它的根茎,圆圆的,犹如小芋头,所以,江南一带的老百姓又叫它野芋。半夏入药的历史悠久,《黄帝内经》中已记载有半夏秫米汤一方,治疗失眠。《神农本草经》谓半夏主"伤寒,寒热心下坚,下气,喉咽肿痛,头眩胸张,咳逆肠鸣,止汗"。半夏作为止呕药,应用范围极广。小半夏汤、大半夏汤、半夏厚朴汤、半夏泻心汤、小柴胡汤等半夏配方,均沿用至今。

生半夏有小毒,而中医传统经验认为生姜能解半夏毒,目前药房出售的半夏均用生姜汁加工炮制过,既去除了毒性,同时也能增加止呕的作用。

生姜,多年生宿根草本,为姜科植物姜的新鲜根茎。姜原产东南亚的热带地区,喜欢温暖、湿润的气候,在我国中部、东南部至西南部各省区广为栽培。生姜也是止呕圣药。《名医别录》谓生姜味辛、微温,主治"伤寒头痛鼻塞,咳逆上气,止呕吐"。

半夏止呕,生姜也止呕,两药组成的小半夏汤是张仲景在《伤寒论》《金匮要略》中止呕的基本用方,并以小半夏汤为基础,延伸出众多具有止呕作用的经方。

按照张仲景的经验,并非所有呕吐均适用小半夏汤。《金匮要略·呕吐哕下利病脉证并治第十七》原文"呕家不渴,以心下有支饮故也",说明小半夏汤的"呕家"属于中医的支饮病,以胃部虚寒为特性,以无明显口渴感、口中泛吐清稀唾液或胃内水液、舌面多见湿润黏腻的舌苔为表现。相反,如果患者有严重的口渴感,或者舌面干燥无津,虽然有呕吐,也不宜使用本方。

因此,小半夏汤的方证抓手为:恶心、呕吐、口不渴,或口中多清涎、舌苔白滑或白腻者。根据文献报道,小半夏汤适用于急慢性胃炎呕吐、胃次全切除术后呕吐、中风呕吐、神经性呕吐,以及各种呕吐剧烈不能服药者。

巧用小半夏汤

经典配方:小半夏汤。半夏一升,生姜半斤。以水七升,煮取一升半,分温再服。(《金匮要略》)

推荐处方:姜半夏 10～20 克,生姜 10～20 克,水煎,分数次服用。以水 600 毫升,煮取汤液 200 毫升,分 2～3 次温服,或小口频服。

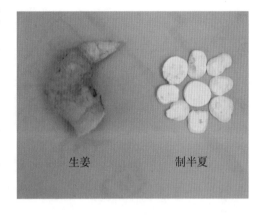

生姜　　　　　　　制半夏

为避免服药的吞咽刺激引发恶心呕吐,在服用此方时有两个需要注意的地方。首先,服用时药汁温度不宜过热,应待药汁凉后服用。其次,应采用小口含服、增加服用次数,即少量频服的方法。

煎药方法

正确煎药
效果更好

黄煌领学中医　生活中的传世经方

五、头面止血有专方

泻心汤

经方故事：大伯 60 天牙龈出血不止

2021 年 2 月 12 日上午，赵大伯第一个冲进诊室。他难掩心中的激动，大声地报喜："包主任，你太厉害了！我终于不用一直咬着棉球了！"

原来一周前，赵大伯来求诊。刚落座，还未等我开口问诊，他就用手指从嘴里掏出了一个浸满鲜血的棉球，可把我吓了一跳。

2 个月前，赵大伯的牙龈无缘无故地开始出血，先后多次去口腔科就诊，被诊断为"牙根处感染、牙龈增生"，外用漱口水，内服抗生素、止

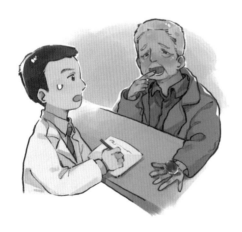

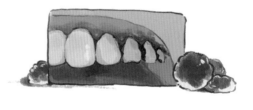

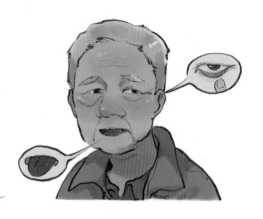

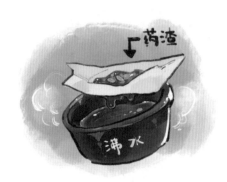

血药等治疗,牙根处的渗血依然止不住。因为有房颤病史,长期服用抗凝药物,这与止血治疗相悖,口腔科医生建议心内科专家会诊。但是调整用药后,出血依然如故。面对他的复杂病情,口腔科专家束手无策,只能采用棉球填塞局部压迫止血。但只要棉球一取下,血就汨汨渗出,赵大伯不得不时刻咬着棉球,日夜不歇。好在他的食欲未受影响,与往常一样能吃,大便偏干,时有便秘,夜间易出汗。

大伯咬着棉球将近60天,眼看着止血无望,痛苦不堪,几近崩溃。在老伴的建议下,来寻求中医的帮助。

赵大伯今年86岁,身高168厘米,体重78千克,体形偏胖,面部暗红油亮,眼睑充血,舌暗红,脉搏偏快有力且节律不规则,腹部饱满充实。查看口腔,左上第二磨牙龋齿残存牙根处,暗红色血液渗出清晰可见。这是热性出血。处方:生大黄、黄芩各10克,黄连5克,7剂。200毫升沸水浸泡10分钟,去药渣,分3～4次口服。

赵大伯一周后来复诊,大赞三味药的神奇。反馈服药第三天,牙根处的渗血开始明显减少,第四天后未再出血,唯药汁味苦,且服药后大便次数增多，每日有三四次。原方加红枣10克，7剂，一剂分两天服用。

古代中医的止血"杀手锏"

我给赵大伯用的是经典止血方——泻心汤。

张仲景在《金匮要略》中有记录："心气不足，吐血衄血，泻心汤主之。"从原文理解，这是古代治疗头面部出血的一张专方，是古代中医"急诊科"必备的止血方。

在清代经方家陈修园眼里，泻心汤是治吐血的杀手锏："余治吐血，诸药不止者，用泻心汤百试百效。"

清代名医吴鞠通也是用泻心汤的高手。曾有医案记录，一个酒鬼突然吐血，血量大到"狂血成盆"，面红耳赤，脉象洪数。服泻心汤一剂血止，二剂脉平。

恩师黄煌先生的临证医案中，常用此方治疗支气管扩张的咯血、肝硬化的消化道出血及各种原因导致的皮肤黏膜出血等。根据先生的经验，本方适用于实热性体质的身体上部的出血，且多见于有高血压、高血糖、肥胖以及血液病患者，尤以中老年人多见。

86岁的赵大伯虽年事已高，出血两月余，然身体无恙，平素便秘、夜汗、暗红面色、充血的眼睑、舌脉及腹诊等表现，都提示为热性体质出血的泻心汤证。方证相应，则药到血停。

《素问悬解·五脏生成论八》曰："诸血者，皆属于心。""心主脉，血行脉中，故诸血皆属于心。"心气旺盛则迫血妄行，上半身充血明显，导致吐血衄血。以大黄、黄连、黄芩苦寒泻心之邪热，热去而吐衄自止，故名"泻心汤"。

人群特征：面红油亮易上火

此方的适用人群有以下几个特点。

面红油亮：体形壮实，面色潮红而有油光，头发粗黑油亮，口唇厚实暗红。

腹部充实：腹部充实有力，或上腹部不适疼痛，按压或有明显脐跳，或腹皮灼热，大便干结或黏腻臭秽。

易上火出血：头痛头昏，易于鼻衄、齿衄、吐血、皮下出血，易于头面部感染、口腔溃疡以及多汗等。

舌红：舌质暗红坚老，舌苔厚或黄。

体检"三高"多：血压、血脂、血糖以及血尿酸、血液黏稠度增高者。中老年人多见。

以下病症符合上述人群特征者可以考虑使用本方：

1. 各种出血，如咯血、吐血、鼻衄、齿衄、颅内出血、眼底出血、子宫出血、痔疮出血、肠出血、血尿、皮下出血等。

2. 传染性发热性疾病见烦躁、出血、便秘者。

3. 头面部的炎症，如疖肿、眼眶蜂窝织炎、毛囊炎、痤疮、结膜炎、霰粒肿、上呼吸道感染、扁桃体脓肿、牙周炎、牙周脓肿、扁平苔藓、复发性口腔溃疡等。

4. 以头痛、烦躁为表现的疾病，如高血压、高脂血症、动脉硬化、脑卒中、脑梗死、精神分裂症、失眠等。

巧用泻心汤

经典配方：大黄二两,黄连、黄芩各一两。以水三升,煮取一升,顿服。(《金匮要略》)

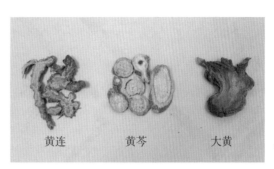

黄连　　黄芩　　大黄

推荐处方：生大黄 10 克,黄连 5 克,黄芩 10 克。以水 600 毫升,煮取汤液 200 毫升,分 1～2 次温服。也可用沸水 300 毫升泡服,15 分钟后分数次口服。

注意事项：

1. 泻心汤苦寒,面红油亮、脉滑实、腹硬满者适宜,而面色萎黄、食欲不振、腹泻者,体质虚寒者忌用。

2. 本方三味药的用量比例可适当调整。出血重用黄芩,便秘重用生大黄,烦躁不眠、口苦口干重用黄连。

3. 本方有泻下作用,通常以大便不超过每日三次为度,如腹泻严重,可以减量或停药。另外,本方不宜长期服用,以防大肠黑变。

中成药：目前中成药有一清胶囊、三黄片,建议以各药品说明书服用剂量及方法为准。

煎药方法

正确煎药
效果更好

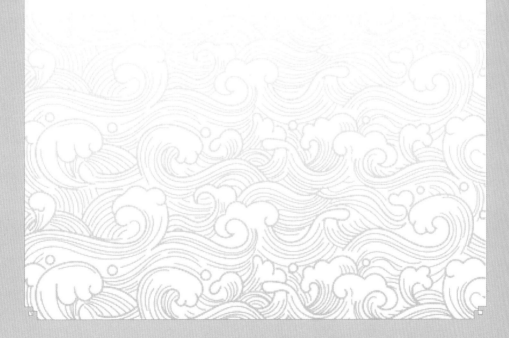

厨房里的经方

六、产后补虚"名菜"

当归生姜羊肉汤

经方故事：产妇小腹隐痛不止

"包医生，我是来开药的，你怎么给我开菜单啊！"诊室里，看着我开出的处方，前来就诊的王女士一脸不解。

王女士今年 39 岁，2 个月前经剖宫产顺利诞下一个宝宝，母子平安。高龄产子，原本是件令人高兴的事，可是一家人却高兴不起来。

原来，自从分娩后，王女士就饱受腹痛的折磨。王女士进入诊室后，就一直用手按压着小腹，眉头紧锁，唉声叹气："医生，我自从生完宝宝后，就感觉小肚子发冷，时时都要用热水袋焐着，要不然我就冷得睡不着觉。且小肚子还不时隐隐作痛，身体也虚，稍微一动，就全身是

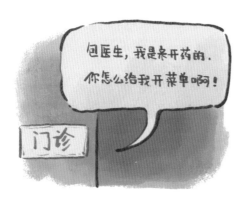

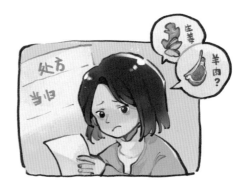

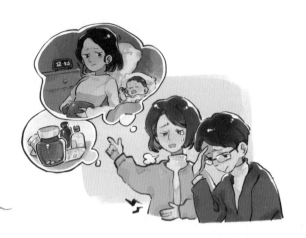
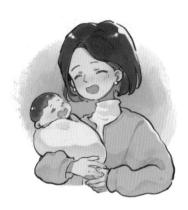

汗，好像很热的样子。生完宝宝到现在，我就受了2个月的罪！吃了不少药，也没什么用。早知道这么难受，我就不生了！"王女士泪水涟涟，旁边陪同的丈夫也一脸愁容。

王女士看起来精神不振，面色萎黄，苔薄白，脉细而无力，腹诊脐下温度明显低于其他部位，腹部按压柔软，没有明显的压痛点。

王女士的这些症状，让我想到《金匮要略·妇人产后病脉证治》中的那段原文："产后腹中疠痛，当归生姜羊肉汤主之。并治腹中寒疝，虚劳不足。"立即处方：当归15克，并嘱其买生姜60克、羊肉150克，2000毫升水，加入少量食盐，文火炖煮至肉烂熟，喝汤吃肉，7剂。

看着只有一味"当归"的处方，王女士非常不理解，我向其解释了当归生姜羊肉汤的来历与功效后，她才将信将疑地带方回家。

半个月后，王女士来复诊，面色红润，喜笑颜开地说："医生，你太神了！那个羊肉药汤，我没喝几天，腹痛就消失了！这几天，虚汗也慢慢没了。"

大名鼎鼎的产后病经方

当归生姜羊肉汤是一张古代治疗妇女产后病的经方。这张方是药食两用之经典名方,具有补虚养血、散寒止痛之功效,主治产后血虚、体内寒瘀夹杂所致腹中疼痛的疾病。

此方组成虽然简单,但在历代医家注解中,可以发现其组方寓意别具匠心。"当归、羊肉兼补兼温,而以生姜宣散其寒。然不用参而用羊肉,所谓'精不足者,补之以味'也"(《金匮要略论注》)。"此属产后,大概责虚,故以当归养血而行血滞,生姜散寒而行气滞,又主以羊肉味厚气温,补气而生血,俾气血得温,则血自散而痛止矣。此方攻补兼施,故并治寒疝虚损……"(《金匮要略方论本义》)。由此可见,羊肉与生姜虽属厨房食物,但其在此方中发挥的药效作用是其他药物无法替代的。

当归生姜羊肉汤证多见腹中绵绵作痛,喜温喜按,或有胁痛里急,面白无华,唇舌淡白,脉虚缓或沉细等。王女士面黄无华,脉细,腹痛喜按与上述方证相符,就是血虚内寒的当归生姜羊肉汤证。

人群特征:消瘦憔悴,怕冷腰酸

适用此方的人群以女性为主,多为产后或大病、手术后。形体消瘦,面色苍白憔悴;畏寒怕冷,腰膝酸软,大便不成形或腹泻;脐腹部或小腹部疼痛如绞,牵引腰胁俱痛,乃至手不可触,局部发冷如扇风,痛甚则呕;或月经不调,或月经延期而至,或量少色黑或淡,舌淡紫,脉细。

以下病症符合上述人群特征者可以考虑使用本方。

1. 妊娠前后病,如流产、产后腹痛、子宫修复不全。

2. 改善虚劳体质,如贫血、痛经、不孕等。

巧用当归生姜羊肉汤

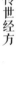黄煌领学中医　生活中的传世经方

经典配方:当归三两,生姜五两,羊肉一斤。右三味,以水八升,煮取三升,温服七合,日三服。若寒多者,加生姜成一斤;痛多而呕者,加橘皮二两、白术一两。加生姜者,亦加水五升,煮取三升二合,服之。(《金匮要略》)

推荐处方:当归 15 克,生姜 25 克,羊肉 100 克。以水 1 300 毫升,煮取 450 毫升,分 2~3 次温服。原汤液略苦涩,或可放入葱、酒、盐等调料,煮至肉烂,食用。

此方适用寒虚夹瘀体质,若产后妇人面红油亮,舌苔黄腻,脉滑数有力,小腹部饱满充实、疼痛拒按,恶露腥臭等表现,则慎用本方。

有子宫肌瘤,或月经量多色红者慎用。

此方煎煮方法简单,可自行参照上文要求煎煮。

七、滋阴生津名方

麦门冬汤

经方故事：胃镜检查后恐怖的裂纹舌

今天来复诊的杨女士，眉头紧锁，眼里写满了焦虑。"太恐怖了，包医生，我的舌头这几天出现了很多的裂纹，这是怎么回事？"没等我回答，她就迫不及待地伸出了舌头，舌体表面常见的那层薄白苔消失了，颜色深红的舌体裸露着，上面布满了细小的裂纹，如同缺少雨水后皲裂的土地一般。

杨女士有慢性萎缩性胃炎，今年年初开始服用我的中药，胃肠道症状已渐渐消失。大半年来，舌苔从未出现过这样的状况。

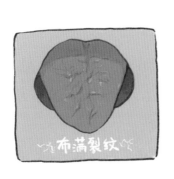

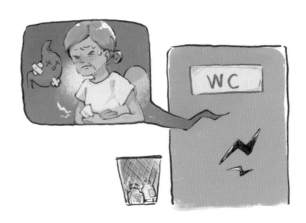

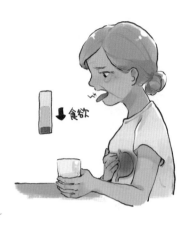
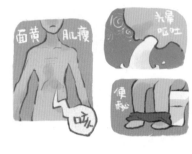
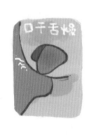

原来,性急的杨女士上周自己到消化内科做了胃镜的检查。胃镜报告的结果让她开心不已,原本胃角处的轻度肠化消失,胃窦小弯处的中度肠化生减轻为轻度。但没过几天,她感到自己口干舌燥,一照镜子发现舌头变得干裂,同时胃部又开始时有隐痛,且没有食欲,大便也变得干结。她说这一周以来,明显感觉自己轻了好几斤。

胃肠镜检查前需要禁食,还要服用泻药,通过反复多次的人工腹泻、清除胃肠内容物后,才能顺利进行胃肠镜的检查。但这种"人工腹泻"式的检查方法也会带来副作用,杨女士出现干裂舌的病因就在这里。原本肠胃功能刚刚恢复,在剧烈的人工腹泻下,肠胃津液枯竭,不足以濡润舌面,最终导致干裂舌的出现。听完我的分析,杨女士有气无力地说道:"怪不得,做完胃镜那几天我话都说不动,身体的皮肤也干了许多,原来是'津液不足'了。"

我给杨女士开的是麦门冬汤加石斛:麦门冬 70 克,姜半夏 10 克,人参 10 克,炙甘草 10 克,山药 30 克,红枣 20 克,石斛 10 克,一剂分三次服用。嘱咐其多饮米汤,促进肠胃内津液的恢复。

服药一周后,杨女士的舌面裂纹明显减少,舌根薄白苔略长,大便通畅；两周后，薄白的舌苔基本覆盖舌面，裂纹几乎不见，口干舌燥、胃部隐痛皆消失。

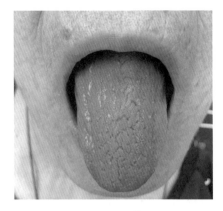 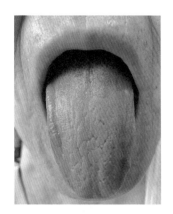

治疗前舌苔　　　　　　　　　　治疗后舌苔

清香可口的经方六宝粥

古代的中医，能熟练地运用泻药来治疗急性疾病，随着经验的不断积累，逐渐形成一种独特的治疗方法——"下法"，也称为"泻法"。然而，误用此法导致的失败案例也不少，剧烈腹泻后导致体内水液（中医称为津液）在短时间内大量丢失，从而出现各种不同的疾病。在医圣张仲景的《伤寒论》中有"反下之""若下后""大下后"等条文描述，就是误用泻法后导致各类疾病的真实记录。

麦门冬汤具有滋养肺胃、生津救燥等作用，是一张古代的滋补性药方，能补充营养、增进食欲。此方不仅适用于急性津液丢失，也常用于治疗各种慢性消耗性疾病出现的肺胃阴虚火旺表现：口舌干燥、舌干红、食欲下降、大便干结等。适用麦门冬汤的人，以身体消瘦、肌肉萎缩、皮肤干燥为特征，本文中消瘦的杨女士就是典型的麦门冬汤体质。

麦门冬汤药物组成简单，方中的麦门冬、半夏、人参、红枣、粳米、甘草既属于药房的药材，也是传统的厨房膳食。煎煮后的麦门冬汤清香可口，看上去就是药粥，适合少量多次服用。此方对慢性消耗性疾病导致食欲不振或营养不良的患者，尤其是消化道肿瘤无法进食的患者特别适用。麦门冬汤可作为此类患者家中厨房常备的药膳粥，更被恩师黄煌先生誉为"经方中的六宝粥"。

人群特征：虚弱、咽干口燥

此方的适用人群有以下几个特点。

虚弱体质：患者大多体形消瘦，肌肉萎缩，皮肤干枯而缺乏弹性，面色黄，或眼睑偏淡，有贫血貌；声音低，多言则嘶哑气短，甚至出现吐词不清；易胸闷气短，或久咳久喘。多见于高龄老人、慢性病患者、肿瘤患者、营养不良者。

下降的消化功能：患者多见进食困难，恶心呕吐，食欲不振，大便秘结难解等。

口干舌燥：口腔内干燥感明显，舌面偏干，舌质红，苔少或无苔，舌面光剥如镜，或舌头颤动，或舌体出现萎缩等。

以下病症符合上述人群特征者可以考虑使用本方。

1. 以进食困难、极度消瘦为表现的疾病，如高龄老人消瘦不能进食、恶性肿瘤中晚期等，特别是晚期的胃癌、食管癌、鼻咽癌、肺癌、口腔癌、喉癌等。

2. 以咳嗽气喘为表现的疾病，如慢性咽喉炎、百日咳、支气管扩张症、肺炎、肺结核、肺不张、急慢性支气管炎、支气管哮喘等。

3. 以肌肉萎缩为表现的疾病，如肌萎缩、肌营养不良、帕金森病等。

巧用麦门冬汤

经典配方:麦门冬七升,半夏一升,人参二两,甘草二两,粳米三合,大枣十二枚。上六味,以水一斗二升,煮取六升,温服一升,日三夜一服。(《金匮要略》)

推荐处方:麦门冬 30 ～ 70 克,制半夏、人参、生甘草各 10 克,粳米 20 克或山药 30 克,大枣 20 克。以水 1 500 毫升,煮沸后调文火再煎煮 50 分钟,取汤液 300 毫升,分 2～3 次温服。

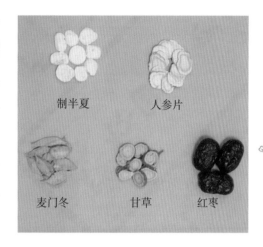

制半夏　　人参片

麦门冬　　甘草　　红枣

脾胃虚寒体质服用本方,可能会出现大便溏稀的现象,建议方中麦门冬从小剂量开始,根据服药后的情况,逐渐加量,也可采用少量多次服用的方法。

煎药方法

正确煎药
效果更好

八、专止虚弱腹痛

当归建中汤

经方故事：慢性萎缩性胃炎腹痛不止

三月中旬，周五上午门诊。陈奶奶眉头微皱、面带痛苦，在女儿的陪同下走进了我的诊室。

陈奶奶七十多岁，平素精神矍铄，乐观开朗，几年前有过脑梗、高血压、支气管炎等病史，所以对自己的健康状况特别在意。陈奶奶平时吃喝拉撒都很正常，以前从未因肠胃的问题去过医院。但一个月前，她突然发现胃部有点不适，几天后就感觉胃部隐隐作痛了。去医院做了胃镜检查，医生说是"慢性萎缩性胃炎伴糜烂"，给陈奶奶配了

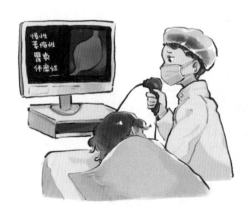
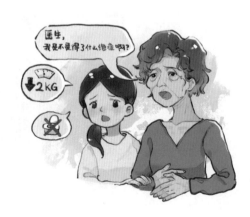

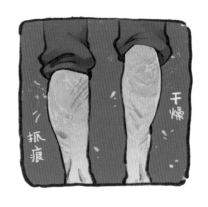

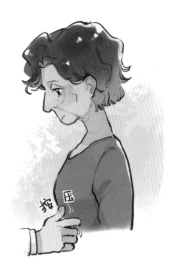

一大堆胃药，让她回家服药休养。

　　陈奶奶吃了半个月西药，胃部隐痛并没有明显好转，再去医院复诊，医生换成了其他作用更强的西药。但陈奶奶吃完了药，胃部却还是隐痛不止。而且，她的食欲也开始下降，每天顺畅的大便也变得干结困难。几天下来，老人家明显瘦了一圈，面色也变得大不如从前，原本开朗的老人也变得沉默寡言。听说萎缩性胃炎癌变的概率很高，陈奶奶怀疑自己得了绝症，整天愁眉苦脸地用拳头揉着胃部。女儿看在眼里，急在心头。经隔壁的阿姨推荐，她们来到了我的工作室，寻求中医治疗。

　　我给她望舌诊、切脉，同时对出现的方证点做甄别。腹部隐痛，但没有心下堵塞、反酸，不适合用黄连类方。虽大便干结，但舌苔干净，且无腹部胀满等里实之证，不可用大黄攻下。

　　根据黄煌经方医学的"寻证"方法，在对陈奶奶进行一番检查后，有两个地方引起了我注意：腹诊检查时，我发现她的腹肌偏薄，略紧张,摸上去缺乏弹性,按压整个腹部并无明显的疼痛之处。在拉起她的裤腿后,我发现陈奶奶的下肢皮肤干燥,还有明显的挠痒后的抓痕。

做完检查,心中方证已明,遂处方:当归 20 克,桂枝 15 克,芍药 20克,干姜 10 克,红枣 20 克,炙甘草 15 克,7 剂。自备饴糖 50 克,分两次冲服。

服药一周后,陈奶奶的胃部隐痛大为改善。两周后复诊,陈奶奶开心地告诉我,现在有食欲了,胃部隐痛已经消失,大便恢复通畅,睡眠好,体重也有回升。而且,陈奶奶强调,这个中药好喝,甜甜的药味,颠覆了以往对中药苦口难喝的认知。这是因为当归建中汤有甘甜的饴糖、大枣、甘草。

陈奶奶临走前开心地说:"你真是神医,药少见效快!"

强壮止痛的良方

我给陈奶奶的处方是记录在《金匮要略》中的"当归建中汤"。从药物的组成来看,是在经典方"小建中汤"的基础上加入了具有温中止痛作用的当归。

仲景对当归建中汤的适用方证做了细致的描述:"治妇人产后虚羸不足,腹中刺痛不止,吸吸少气,或苦少腹中急,摩痛引腰者,不能食饮。产后一月,日得四五剂为善,令人强壮,宜。"

从原文分析,当归建中汤是一张治妇女产后腹痛病的经方。根据我的临床观察,当归建中汤证的方证部位在腹部,方证特点有以下两点。

1. 腹痛持续时间长,呈现慢性化趋势,疼痛性质多以隐痛、刺痛为主,这与急腹症患者腹肌紧张、疼痛拒按的表现截然不同。且患者描述的腹痛程度与腹诊检查结果并不一致。

2. 腹痛部位多不固定,按压腹部并无明显的疼痛位点,或需深压后方有疼痛感;患者并不抗拒医生在其腹部反复按压做检查,这被称为"腹痛喜按",这是一种虚性疼痛的表现。

本案中消瘦虚弱、皮肤干燥的陈奶奶,腹痛性质符合当归建中汤证。方证相应,服药后不久,困扰陈奶奶的胃痛就消失殆尽了。

当归建中汤,真是一张强壮止痛的良方!

人群特征:虚羸不足、腹痛如刺

什么样的体质适用此方?就是原文中画龙点睛的"虚羸不足",体质特征有以下几点。

羸瘦:即气血亏虚状态,体形偏瘦,面色偏黄,有贫血貌;肤色黄暗干燥,多缺乏光泽,皮下脂肪少,毛发黄稀偏软,或有手足部位轻度水肿。

脾胃功能下降:有食欲下降,大便数日一解,甚至干结如栗等中焦运化失司、津液亏损的表现。

腹痛如刺:腹痛以隐痛、刺痛为主,或有疼痛剧烈不能忍受;疼痛部位多在下腹部,或伴有下坠感,或有放射至腰部疼痛。这类腹痛以女性产后多见。

腹肌紧张:腹壁脂肪少,腹皮黄且松弛,腹直肌偏薄,按压紧张挛急,虽有腹痛主诉,但按压并无明显压痛点,且患者并不抵触腹部检查。

以下病症符合上述人群特征者可以考虑使用本方。

1. 以经期腹痛、伴月经量少为表现的疾病,如痛经、子宫腺肌病、子宫内膜异位症等。

2. 以腹部隐痛表现为主的疾病,如胃肠功能紊乱、慢性胃炎、慢性结肠炎、不明原因腹痛、习惯性便秘等。

3. 以腰酸、腹部疼痛为表现的疾病,如慢性盆腔炎、产后腹膜炎、产后腰痛等。

4. 以消瘦、腹痛、便秘表现为主的危重病的恢复期,如腹部盆腔脏器手术后,恶性肿瘤放化疗后等。

5. 以腹痛、月经量多或血崩不止表现为主的疾病,如崩漏、功能性出血、女性流产术后等。

巧用当归建中汤

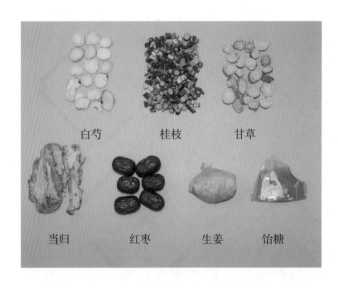

白芍　桂枝　甘草

当归　红枣　生姜　饴糖

经典配方: 当归四两,桂枝三两,芍药六两,生姜三两,甘草二两,大枣十二枚。上六味,以水一斗,煮取三升。分温三服,一日令尽。若大虚,加饴糖六两,汤成,内之于火上暖,令饴消。若去血过多,崩伤内

衄不止,加地黄六两、阿胶二两,合八味,汤成,内阿胶。若无当归,以芎䓖代之;若无生姜,以干姜代之。(《金匮要略》)

推荐处方:当归20克,桂枝15克,芍药30克,生姜15克或干姜5克,炙甘草10克,大枣12枚。以水1100毫升,煮取汤液300毫升,将饴糖50克溶入药液,分2～3次温服。

煎药方法

正确煎药
效果更好

九、创伤后应激障碍(PTSD)专用

温胆汤

经方故事:腹痛失眠,成了"惊弓之鸟"

"这个中药管用!肚子不痛了,晚上睡得好,美梦连连!"

周一上午,面色红润的史大姐来复诊。她一进门,就迫不及待地反馈服药后的变化。这与初诊时一脸倦容的她,判若两人。

四年前,史大姐出现不明原因的腹痛,疼痛以上腹部为多,但她又说不清具体位置,每次发作时也没规律可循,疼痛程度也时轻时重,腹痛剧烈时,多伴有胸闷、心慌、气短等表现。这些年,因为腹痛,各家大

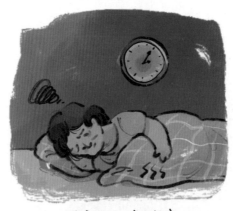

隐痛所扰,夜不能寐

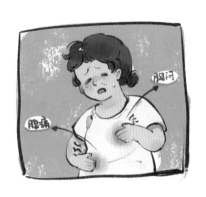 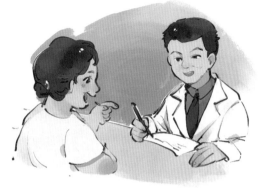

医院的急诊室没少跑，但所有检查做完，医生也说不清具体的病因。史大姐这个奇怪的腹痛反复发作，四年来有过三次住院，诊断都为"腹痛待查、胰腺炎疑似"。住院时疼痛很快好转，但出院不久，腹部隐痛再次发作，如此反复的病情，令一家人颇为苦恼。史大姐虽腹痛日久，但饮食和大小便并无异常，体形依然丰腴如初。

半个月前，因为家中琐事刺激，史大姐上腹部再发剧痛，经医院急诊室输液治疗数日后，疼痛并未完全消除，医生又建议住院治疗。回想起多次住院的痛苦经历，史大姐断然拒绝，回家后的第二天就来到我的门诊。

史大姐，50岁，身高165厘米，体重65千克。圆脸大眼，眉头紧皱，神情疲倦，语音低沉。

她唉声叹气地说："腹痛到底是什么原因也不知道，肯定是哪个地方出了问题，这该怎么办！晚上难以入睡，好不容易睡着了，噩梦接二连三，白天疲倦无力，身体时常有抽紧感，胸口一阵阵发闷，心慌……包医师，你快帮我想想办法。"

一说起这几年的发病经历，史大姐的眼睛变得大而明亮，面部表情丰富,她的声音响亮起来,语速也逐渐加快。

我给史大姐做腹部检查,腹壁脂肪厚,肚子柔软并无压痛。胖大的舌头表面覆盖着一层黏腻白苔,双手脉滑数有力。

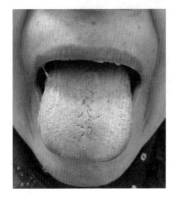

黏腻苔

在我的指导下,跟诊学生打出了处方:姜半夏15克,茯苓20克,陈皮15克,枳壳15克,生姜20克,红枣15克,竹茹10克,生甘草10克。七剂,每次服用150毫升,一天服用2次。

一周后,史大姐的腹痛消失,睡眠好,白色厚腻苔也变薄了。史大姐还开心地反馈,中药不苦,有红枣的香甜,好喝。原方七剂续服。

看着史大姐离开诊室的背影,跟诊学生有些疑惑地问道:"老师为什么用温胆汤?"

名字怪而形象的壮胆安神方

温胆汤是中国古代传统的壮胆安神方,现代研究证明此方能镇静、抗焦虑、抗抑郁,尤其适用于以惊恐不安为表现的创伤后应激障碍(PTSD)。比如大震大灾以后,许多人在强烈的精神刺激下,容易反复出现失眠、噩梦、胸闷、心悸、恶心呕吐、食欲不振、精神抑郁、身体疼痛等躯体症状,这种情况,最适宜使用的方就是温胆汤。

史大姐反复发作的腹痛,实为情绪诱因所致,另外,她的就医经历曲折,反复检查病因不明,也给她带来了一次又一次的心理创伤。她就好像一只"惊弓之鸟",平日里轻微的腹部不适,则紧张猜疑、不良念头频出,各种躯体症状反复出现。

史大姐的病程虽久,但从其饮食、体重不减,现代医学仪器检查无异常等表现,提示其病因为非器质性。我们要关注她的体形、眼睛、表情、语速等信息,还有白腻苔、滑数脉(脉搏跳动有力且偏快),这些都是温胆汤证。所以,温胆汤对她效果很好。

跟诊学生不解地问:"为什么这张方不用具体的药物来命名,而叫温胆汤这个奇怪的名称?"

古今"惊弓之鸟",均"温胆"而愈

在古人的眼里,"胆"是一个神奇的脏器,"胆"除了常规的苦胆与胆囊的含义外,也包括了胆子、胆量和勇气。古人对胆的生理功能论述最早出自《素问·灵兰秘典论》:"胆者,中正之官,决断出焉。"这里的"决断"是指勇气,胆量,其含义主要有两个:一是拿主意做决定;二是处事的魄力。在古人的认知中,身体里的勇气与胆量,都归胆所主管。

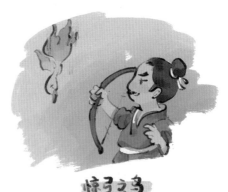

惊弓之鸟

古代书籍中对有勇气、胆量大的描述,在《荀子·脩身》中有"勇胆猛戾"一词,还有耳熟能详的成语:"胆大妄为""胆大包天""一身都是胆""胆大心细"等。也有描写胆小的成语:"提心吊胆""胆战心惊""胆小如鼠""闻风丧胆"等。古代医生发现秉性胆小之人,受到惊吓后出现了失眠、噩梦、胸闷、气短、食欲不开、焦虑烦躁、坐卧不安等症状,并将此病理状态归纳为"心惊胆寒"。

有个成语名为"惊弓之鸟",讲的是受过箭伤的大雁,在听到弓弦声音后受惊高飞,伤口再次裂开,自动从空中掉落的故事。这个成语的原义是指受伤后胆小的鸟,同时也比喻某一类人在遭受挫折打击后,容易留下难以磨灭的心理阴影,在今后的生活中,若再次遇见类似情景,就会因为内心的恐惧而不堪一击,甚至出现各种不同的躯体症状,有的人以"疾病"的状态而求诊。

南宋年间,有个中医名叫陈言,在淳熙元年(1174年)撰写了一本《三因极一病证方论》的医书,简称《三因方》。书中记录胆小的人在强烈的情绪刺激下,容易出现一系列"惊弓之鸟"的症状——"心胆虚怯,触事易惊,或梦寐不详,或异象惑……或短气悸乏,或复自汗,四肢浮肿,饮食无味,心虚烦闷,坐卧不安",并创立了一张专门治疗此病的良方:温胆汤。此方药物组成仅八味,能制胆中寒气,恢复胆的正常决断能力,故而将这张方命名为"温胆汤"。

恩师黄煌先生擅用此方治疑难杂症。曾治一中年男子,得一奇疾,讲话困难,欲话不得。CT、MR等检查均无异常发现,病已半年余,影响工作,十分痛苦。视其人,面有光泽、目睛圆而有神、皮肤滋润,并无气血枯瘁之征,而舌不暗紫、脉不郁涩,也无瘀血之象。先生思忖良久,乃断言非脑梗,其发病之前当受过惊吓。其人点头称是,云目睹女儿车祸一瞬,欲大声呼喊而不得,遂得此疾。用温胆汤愈。

温胆汤形象代言人:容嬷嬷

温胆汤真是一张神奇的好方,临床上什么样的体质适合此方?你知道《还珠格格》中的容嬷嬷吗?她几乎可以担当温胆汤的形象代言人。

他们大多营养良好,体形偏胖,女性多为丰腴貌,圆脸居多,皮肤有光泽或偏油腻;大眼睛、双眼皮,明亮有光彩,俗语有"眼若流星""目光炯炯",眼神飘忽不定,或眼睛虽小而有神气。

他们一般思维反应敏捷,伶牙俐齿口才好;情商高,多为发散思维,好联想;情感丰富而情绪变化大,多疑虑;此类人群大部分具有艺术潜质,擅长形象思维,多喜画画表演;生性敏感,属于完美主义者,容易出现洁癖及强迫症等表现。

他们还多胆小,谨小慎微,容易焦虑不安,容易睡眠障碍,噩梦多;易惊恐且伴有幻觉,常有恐高、宠物恐惧、黑暗恐惧、密闭恐惧等;发病多与过度的惊恐、突发性事件过多、工作与生活压力过大有关。常常会出现眩晕、晕车、晕船、晕机、酒后易眩晕等,易头痛、胸闷心慌,易恶心呕吐、易肌肉抽动、痉挛等。

如果上述人群特征者出现了以下病症时,可考虑使用温胆汤。

1. 以惊恐不安为表现的疾病,如创伤后应激障碍、恐惧症、强迫症、焦虑症等;

2. 以抽动痉挛为表现的疾病,如儿童抽动秽语综合征、帕金森病等疾病;

3. 以眩晕、幻觉、失眠为表现的疾病,如精神分裂症、高血压、眩晕症等。

温胆汤是传统的精神心理疾病用方,适用于一种易惊恐、敏感的热性体质,大多有焦虑或抑郁心境。中医常用"痰热扰心,心神不安"来解释。儿童、青年、女性多见。

对其方证的识别,重点是观察患者的精神状态。其主诉大多为精神症状,如睡眠障碍、易惊恐

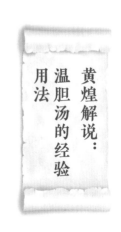

黄煌解说:温胆汤的经验用法

不安、头晕目眩等。

精神分裂症有应用本方的机会。服用本方可使得思维清晰,幻觉减少,睡眠改善。

温胆汤也可用于初期高血压或临界高血压,适用者以面色滋润、体胖的年轻人居多,大多伴有失眠多梦、恐惧感,血压波动大,临床上多称为"白大褂综合征"。

温胆汤还有减肥功效,如单纯性肥胖、精神性肥胖等。方中的半夏、枳壳要重用。减肥的途径与改变心理,恢复正常饮食结构和方式有关。

巧用温胆汤

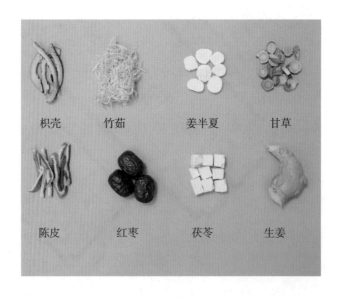

| 枳壳 | 竹茹 | 姜半夏 | 甘草 |
| 陈皮 | 红枣 | 茯苓 | 生姜 |

经典配方:半夏(汤洗七次)、竹茹、枳实(麸炒,去瓤)各二两、陈皮三两、甘草一两(炙)、茯苓一两半,上剉为散。每服四大钱,水一盏半,

加生姜五片、大枣一枚，煎七分，去滓。食前服。(《三因极一病证方论》)

推荐处方：姜半夏 15 克，茯苓 15 克，陈皮 15 克，生甘草 5 克，枳壳 15 克，竹茹 10 克，干姜 5 克，红枣 15 克。

温胆汤方药味简单，药量轻，适合自行煎服，煎煮时药味清香，煎成的药汁苦中回甘。组方的八味药物，以水 800 毫升浸泡半小时左右，大火煮开后中小火煮取汤液 300 毫升，分 2～3 次温服。

注意事项：初服本方有可能出现胃脘胀闷、食欲改变、胃肠蠕动加剧、大便溏薄、口干、睡眠时间延长的反应，不必担心，一般继续服用常得自解。孕妇慎用。

煎药方法

正确煎药
效果更好

十、《伤寒论》开首第一方

桂枝汤

经方故事：憔悴的心律失常患者

两年前，朱阿姨发现时不时能感觉到自己的心脏"咚咚"作响。一开始，朱阿姨没当回事，但这个现象渐渐变得频繁了，还出现了心慌，去心脏内科诊断为"心律失常"，服药后好转。最近半年来，心慌现象频发，尤其爬楼梯时更为明显，24小时动态心电图检查提示"频发房性早搏"，调整用药治疗半年后，症状没得到改善，遂来到我的门诊。

朱阿姨说，心慌感说来就来，频繁发作，发作时全身有气无力，这不仅让她疲乏不堪，更让她担惊受怕，害怕哪天心脏乱跳突然没命了。这样的状态还影响到她的睡眠，睡前易出汗、入睡慢、容易早醒；肠胃也被累及，没有了食欲，大便也变得干硬，2天才解一次；不时还有腿脚抽筋，体重明显下降。

81岁的朱阿姨看上去体形瘦长，面色发黄，皮肤松弛，两颊有着大块的黄褐斑；小腿肌肉显得单薄；舌淡红苔薄，右侧舌体血管瘤，脉弱。腹诊检查：腹部按压柔软，肚脐周围有明显跳动感，那是腹主动脉的搏动。

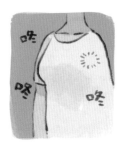
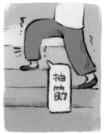
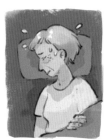

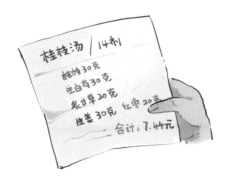
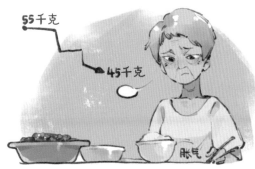

我开出处方:桂枝 30 克,生白芍 30 克,炙甘草 20 克,生姜 30 克,红枣 20 克。14 剂。

我要求她自行煎药,用水 750 毫升,煮取汤液 300 毫升,分 3 次温服。药后喝一碗热稀粥,并注意避风保暖。

朱阿姨看着只有 5 味中药,7.44 元一帖的药方,忍不住问我:"就这么点药?"我耐心地解释,这是一张古老的经方,虽然药味少价格便宜,但有效。

朱阿姨是带着尝试一下的心态离开诊室的。

半个月后,朱阿姨复诊时高兴地说,真想不到,这么简单的几味药还真管用!现在上楼梯有劲了,心慌感明显减轻,晚上发作频率变少,自汗消失。

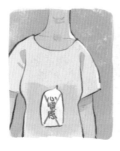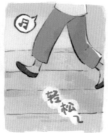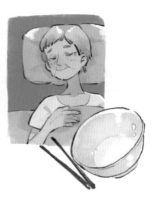

我问她药物口感如何？她说像红糖姜茶，吃了胃里、身体热乎乎的，味道不错。

持续服用1个月，朱阿姨的心慌消失，大便通畅，睡眠好，胃口也好起来了，下肢痉挛现象也缓解。守方服药半年，心悸感再无发作，气色好，体重上升了1.5千克。复查动态心电图，频发的房性早搏次数较前有了显著减少。

疲劳恢复第一方

我给朱阿姨开的这张五味小方，就是被称为《伤寒论》开首第一方、群方之冠的"桂枝汤"。这张方是古代的强壮方和疲劳恢复方，经典的调和营卫方。根据现代的研究发现，桂枝汤具有解热、抗炎、镇静和镇痛作用，对血压和心率、胃肠运动、免疫功能、汗腺分泌均具有双向调节作用。

桂枝汤是一张千年古方，但她的适用病证，也就是方证（使用这张方的临床证据），并未因时间推移而发生改变。桂枝汤适用于以心动悸、腹痛、自汗出、消瘦、脉弱等为特征的疾病和虚弱体质的调理。

桂枝汤是治疗心悸的好方，朱阿姨频繁发作的心律失常，就是桂枝汤擅长主治疾病的一种。而且,朱阿姨脉搏偏弱、容易出汗、弱不禁风的表现,更是典型的桂枝汤体质。其实,朱阿姨的临床表现,都是属于黄煌经方中的桂枝药证的"气上冲"。

方证要点:气上冲

要理解桂枝汤,首先要懂得桂枝这味药。桂枝汤是以方中药物桂枝而命名,桂枝的重要性显而易见,在张仲景的用药习惯中,桂枝是一味常用药物,在《伤寒论》入 43 方次,《金匮要略》入 56 方次。

恩师黄煌先生根据张仲景在《伤寒论》《金匮要略》中使用桂枝的规律,总结桂枝的药证为"气上冲"。这个描述并非单指一种症状,而是一种体质状态,也是一种涉及循环、自主神经、消化等系统的症候群。多在极度疲劳、体质虚弱再加上精神高度紧张时发生。

"气上冲"症候群有以下几种表现。

1. 猛烈的心脏搏动,如心悸动、气促。

2. 脐跳,即可在腹部触及明显的腹主动脉搏动,如本案中朱阿姨的腹诊表现。

3. 发作性的晕厥,可以表现为头晕、眩晕、一过性的黑蒙。

4. 情绪的异常,属于精神神经症状,如烦躁不安、易于激动、耳鸣、失眠、烘热、脸红、震颤,甚至狂乱、谵妄等。

桂枝汤的方证要点,除了上述"气上冲"症候群外,还有以下自汗、发热、脉浮弱等表现。自汗是指身体轻微的、不自觉的汗出现象,有的动辄汗出,有的伴有低血糖现象。发热不只是体温的升高,还有表现为患者主观的身体热感。历代众多医家一致认为,"脉浮弱"是桂枝汤方证相应中最重要的部分,清代经方家柯琴在其《伤寒来苏集》中写道:"但见一证便是,不必悉具,惟以脉弱自汗为主耳。"

桂枝汤的形象代言人:林黛玉

能长期、安全服用桂枝汤的体质人群,我们称之为"桂枝汤人"。

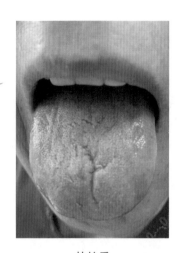

桂枝舌

他们有着以下的特点:身体偏瘦,胸廓扁平;皮肤白皙细腻,因为容易出汗,皮肤比较湿润;面色苍白,也有两颧浮红者。桂枝汤人的唇舌颜色不鲜艳,以暗淡或暗红为主,舌体柔软湿润,这样的舌苔被称为"桂枝舌"(详见左图)。如果舌质红绛无苔,或舌苔焦黄厚腻,则不适用此方。桂枝汤人的身体耐力差,易疲劳;易腹痛,腹痛呈阵发性;易失眠、多梦;对寒冷、疼痛敏感。《红楼梦》中的林黛玉就是桂枝汤的形象代言人。

桂枝汤适用的疾病范围极广,以下病症符合上述人群特征者,可以考虑使用本方。

1. 以出汗异常为表现的病症,如产后或术后的自汗、自主神经功能紊乱等。

2. 以发热、自汗为表现的疾病,如感冒发热、持续性发热、手术后的吸收热等。

3. 以对寒冷过敏、分泌物清稀为表现的疾病,如过敏性鼻炎、哮喘等。

4. 以腹痛为表现的疾病,如过敏性紫癜、胃炎、消化性溃疡等。

5. 以皮损不红、局部暗淡为表现的皮肤疾病,如痤疮、荨麻疹、湿疹、溃疡不愈合。

6. 以心悸、头晕、脉弱为表现的疾病,如心律失常、低血压、排尿性晕厥、心脏病、贫血等。

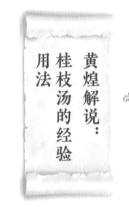

桂枝汤是一张调体方,这种体质状态传统称为"营卫不和"。所谓的"营卫不和",是机体自愈能力或自稳能力出现的障碍,桂枝汤是对内在体质状态的调整。

桂枝汤适用于一种虚性体质。多见于循环系统疾病、消化道疾病、营养不良患者。体质的形成大多与大病、手术、化疗、过度用药、月经期、产后、大出血、创伤、剧烈运动、极度惊恐、寒冷、饥饿等刺激相关。先天禀赋不足、年高体衰、平素多病者比较容易出现。

服桂枝汤后应喝热粥和保暖休息。

巧用桂枝汤

经典配方:桂枝三两,芍药三两,甘草二两,生姜三两,大枣十二枚。上五味,以水七升,微火煮取三升,去滓,适寒温,服一升。服已须臾,啜热稀粥一升余,以助药力。温覆令一时许,遍身漐漐微似有汗者益佳,不可令如水流离,病必不除。若一服汗出病瘥,停后服,不必尽剂。若不汗,更服,依前法;又不汗,后服小促其间,半日许令三服尽;若病重者,一日一夜服,周时观之,服一剂尽,病证犹在者,更作服;若汗不出,乃服至二三剂。禁生冷、黏滑、肉面、五辛、酒酪、臭恶等物。(《伤寒论》)

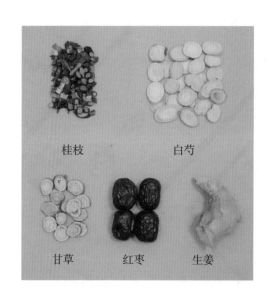

桂枝　　　　　　白芍

甘草　　　红枣　　　生姜

推荐处方：桂枝 15 克，白芍 15 克，炙甘草 10 克，生姜 15 克，红枣 20 克。以水 1 000 毫升，煮取汤液 300 毫升，分 2～3 次温服。药后喝一碗热稀粥，并注意避风保暖。

中成药：目前药房零售可以买到桂枝汤配方的中成药，名称为"桂枝颗粒"，参考药品说明书的剂量服用，建议按照《伤寒论》原文的注意事项，在服药后服用热粥及保暖、避风寒。

煎药方法

正确煎药
效果更好

儿童常用经方

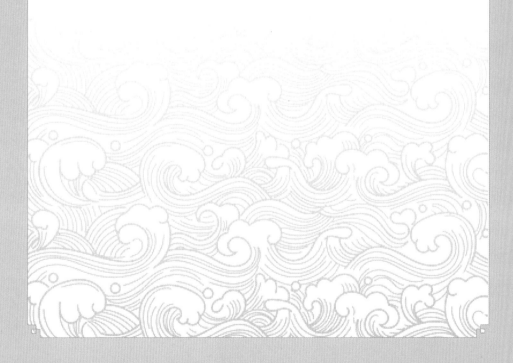

十一、胖墩清热平喘方

麻杏甘石梨汤

经方故事：睡觉打呼噜的小家伙

最近一次的来诊，小昕妈妈开心地告诉我：小家伙鼻炎症状基本消失了，最近晚上很少打呼噜了，可以不用做手术了！

小昕今年7岁，从小就容易感冒发热，经常扁桃体肿大，并发鼻炎。经过治疗，其他不适能缓解，但鼻炎发作时，鼻子堵得厉害，晚上睡觉时，要张着嘴呼吸，才能入睡，同时，小昕晚上打呼噜声越来越大，严重影响睡眠，导致白天精神状态不好，幼儿园老师反馈，她上课注意力不如从前了。

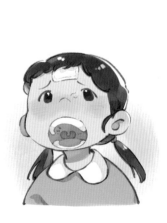

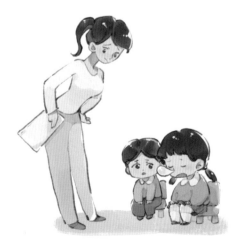

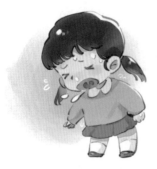

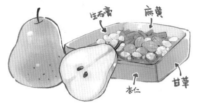

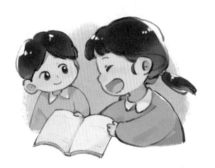

儿童医院的诊断是"腺样体肥大"，医生直接建议手术。

一听要动刀子，可把母女俩给吓到了，胆小的小昕为此连续哭闹了几个晚上。在朋友的建议下，她们来寻求中医药的治疗。

妈妈着急地说，这几天小昕又有点感冒，鼻塞咳嗽交替，晚上入睡更为困难。

小女孩身高 126 厘米，体重 30 千克，看起来胖墩墩的，面色偏黄，但唇舌鲜红，两侧的扁桃体轻度肿大。四月的天气并不炎热，但她的手心、额头、背部都在冒汗，看得出是一个容易出汗的娃。

在我号脉的时候，因鼻子堵塞的小昕用瓮声瓮气的腔调说："医生，我不要开刀，你给我开中药喝吧。"

我开出了那张常用的"麻杏甘石梨汤"：生麻黄 10 克，杏仁 10 克，生石膏 15 克，生甘草 10 克，自备大梨一枚，去籽，连皮切片入煎。七剂。

服药不到一周，小昕的咳嗽就止住了，鼻塞也减轻。持续服用近 1 个月，小昕的呼噜声渐渐消失，入睡正常，白天的学习状态明显好转，可以免开刀了。

对腺样体肥大患儿有效的古方

腺样体肥大是儿童常见鼻咽疾病,常见原因为炎症,如急慢性鼻炎、扁桃体炎、流行性感冒等反复发作,使腺样体发生病理性增生,导致鼻阻塞加重,阻碍鼻腔引流;鼻炎发作,鼻窦炎分泌物又刺激腺样体,使之继续增生,形成恶性循环。

对于腺样体肥大反复发作、治疗乏效的患儿,儿童医院大多采用手术,以切除腺样体的方法达到最终治疗目的。但有一部分患儿可以通过中药治疗,提升机体免疫力,减少发作。随着年龄增长,腺样体将逐渐萎缩,病情可能得到缓解或症状完全消失。我用麻黄杏仁甘草石膏汤或加味方治疗多例,疗效满意。小胖墩,易出汗,时不时感冒、扁桃体发炎的小昕就是典型的适用此方的孩子。

麻黄杏仁甘草石膏汤是记录在《伤寒论》中有清热平喘作用的一张方,简称为麻杏甘石汤,一般多用于感冒、鼻炎、支气管炎等上呼吸道感染性疾病。此方的方证原文为"发汗后,不可更行桂枝汤。汗出而喘,无大热者,可与麻黄杏仁甘草石膏汤",其中"喘"字,在临床上大多以支气管哮喘来理解。其实,喘的含义还包括其他原因导致呼吸急促或异常。腺样体肥大的孩子,常常由于鼻子堵塞导致呼吸不畅,夜间呼噜不止,都可以看作是喘的不典型表现。条文中的"汗出",根据临床观察,其汗出量不大,但按之皮肤湿润,不灼热,与"无大热"的描述呼应;且这种汗出,大多是在咳喘之时。

人群特征:壮实好动多汗

此方的适用人群,大多有以下的体质特征。

体格壮实：营养状况好，皮肤比较粗糙发黄，或比较暗；毛发黑亮，口唇红，面部或眼睑可见轻度水肿貌。儿童大多长得虎头虎脑。

好动怕热：性格多活泼开朗，好动，怕热易汗，有的动辄汗多，口渴喜冷饮及水果；他们的汗液、痰液、鼻涕等分泌物多黏稠，大便易干结。

体表症状多：容易咽痛鼻塞，容易咳喘，皮肤易起红疹、风团、瘙痒。

以下病症符合上述人群特征者可以考虑使用本方。

1. 以发热咳嗽气喘为表现的疾病，如流行性感冒、大叶性肺炎、支原体肺炎、病毒性肺炎、麻疹性肺炎、支气管肺炎、支气管炎、支气管哮喘等。本方为各种肺炎的首选方，特别适用于年轻人、儿童等。

2. 以鼻塞为表现的疾病，如花粉症、鼻窦炎、鼻衄；睡时打鼾的儿童腺样体肥大、扁桃体肿大等。

3. 红、肿、痛、羞明、流泪明显，或有头痛发热的眼科疾病，如霰粒肿、角膜炎、结膜炎、角膜溃疡、泪囊炎等。

在麻杏甘石汤中加入大梨一枚，名为"麻杏甘石梨汤"，我常将此方用于儿童上呼吸道疾病、耳鼻喉疾病的治疗，屡获奇效。

为什么在方中加入大梨？梨不仅味美、汁多、甜中带酸，而且营养丰富，含有多种维生素和纤维素。同时，梨还具有清热、化痰止咳、通便秘、利消化的药用功效。在麻黄杏仁甘草石膏汤中加入梨，既能增长药效，也可以改善口感，有了梨的清香微甜，孩子们喝中药不再困难。

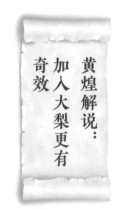

黄煌解说：加入大梨更有奇效

本方可用于以瘙痒遇热加重为表现的皮肤病,如异位性皮炎、银屑病、接触性皮炎、荨麻疹、玫瑰糠疹、痤疮;体格壮实者的肛肠盆腔疾病,如痔疮、肛瘘、遗尿(特别适用于年轻人、儿童)、尿潴留等。

巧用麻杏甘石汤

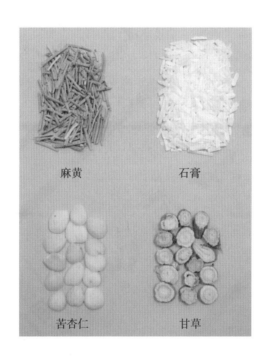

麻黄　　　石膏

苦杏仁　　甘草

经典配方:麻黄四两去节,杏仁五十个去皮尖,甘草二两炙,石膏半斤碎绵裹,上四味,以水七升,煮麻黄,减二升,去上沫,纳诸药,煮取二升,去滓。温服一升。(《伤寒论》)

推荐处方:生麻黄15克,杏仁15克,生甘草10克,生石膏30克。以水700毫升,煮取汤液200毫升,分2～3次温服。此剂量为成人服用,儿童处方剂量可按不同年龄段参考成人剂量进行折算:2～4岁为成人剂量的 1/4～1/3,4～6 岁为成人剂量的 1/3～2/5,6～9 岁为成人剂量的 2/5～1/2,9～14 岁为成人剂量的 1/2～2/3,14～18 岁为成人剂量的 2/3～全量;2 岁以下儿童,建议在专业中医师指导下使用。

中成药:目前以麻杏甘石汤为原方的中成药有麻杏止咳片,建议参考药品说明书服用。

煎药方法

正确煎药
效果更好

十二、改善体质经典方

小建中汤

经方故事：好奇宝宝的多动症

这天，从诊室门外钻进来一个小宝宝，眼睛圆溜溜的，东看西看，对诊室的一切充满了好奇。

妈妈让他坐在椅子上，他的小手不安分地从桌子的这一边摸到另一边，又把脉枕抓到手里翻来覆去地看，用鼻子闻闻，接着又用下巴压着当枕头。一个不留神，小家伙就钻到桌子底下，去抠桌子挡板的洞眼。刚被妈妈拉回来，又爬上了诊疗床，在上面做着自由翻滚。

妈妈无奈地说，这个多动症的小家伙，实在是太烦人。真搞不懂他的能量来自哪里，整天这样一刻不停，但胃口却很小，还挑食，最爱偷吃巧克力。

妈妈接着说，小宝晚上睡不踏实，有尿床，脾气大，容易激惹。他还经常喊肚子痛，医院检查是肠系膜淋巴结肿大。

小宝上个月的儿保检查记录：身高 113 厘米，体重只有 16 千克。医生提醒说，要注意他的营养不足、生长发育偏缓慢的问题。

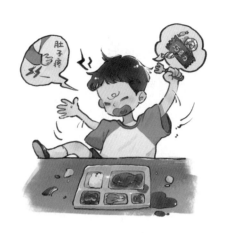
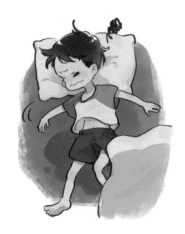

外貌像个迷你精灵的小宝,看上去挺可爱。他已经5岁了,但比同龄的孩子更瘦小,头发黄软,眉宇间白皙的皮肤下小静脉清晰可见,薄薄的小嘴唇有点干。

这是一个典型的儿童"小建中汤证",我给小宝开出了儿科的那张改善体质的经典方——"小建中汤",并做适当加味。处方:桂枝10克,生白芍15克,炙甘草、生姜各10克,红枣20克,生龙骨、牡蛎各10克,淮小麦30克。饴糖30毫升冲服,14剂。

半个月后的复诊,妈妈欣喜地告诉我,小宝食欲大了,大便变得正常,尿床次数也减少了;而且,甜甜的小建中汤,小宝喜欢喝。

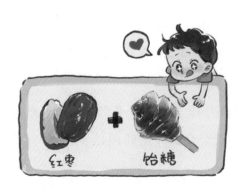
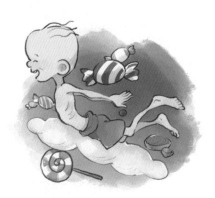

服用中药2个月后,妈妈发现小宝不再那样亢奋多动,以前频繁发作的感冒和鼻炎都没有出现了,小脸蛋也变得圆乎乎。

特征体质:"小三毛"

小建中汤是我在临床上常用的一张儿科经典方。

张仲景在《金匮要略》中将小建中汤归类到"虚劳病"的治疗用方。虚劳病指的是一种虚弱不足的状态,大多见于慢性病缠身的年老体弱者或大病重病后的成年人,他们以消瘦、疲劳、食欲不振为临床特征。

儿童虚劳病,多见于物资匮乏的年代,因为食物缺少导致儿童营养不良而出现虚劳的状态。然而,根据我的临床观察,在物质极其丰富的今天,患有虚劳病的儿童也不少见。他们的病因并非食物匮乏,而是营养过剩、喂养不正确、作息不规律、外感未能及时治愈等。

从我的临床经验来看,小建中汤适用的病证或为发育不良,或为食欲不佳,或为大便干结,或为肠系膜淋巴结炎常发等。但其人必定体形偏瘦,皮肤偏白,面色不佳,毛发稀疏;而且他们有着一个共同的饮食嗜好:喜爱甜食,很多孩子一说到糖,就开心得两眼放光,经常有家长反映小孩子会偷吃家中的糖、巧克力等。他们的外貌特征,就是作家张乐平笔下的三毛。本文中的多动症小宝,就是这种类型,而我正是以他的体质特征为重要切入点,选择使用本方。

儿科健脾胃第一方

小建中汤在儿科应用的功效蜚声海外,日本已故的经方家大冢敬节先生在《中医诊疗要览》中提到:"小建中汤应用范围很广,尤多用于小儿。虚弱儿童、夜尿症、夜啼症、轻症慢性腹膜炎、小儿感冒、麻疹、肺炎等时用之。"

小建中汤是健脾胃第一方,能提升食欲,增进消化吸收,从而增加体重,改善体质。顾名思义,"建"是指树立、竖起之意,"中"即中土,为传统中医理论的脾胃,"建中"则寓意为树立机体的脾胃功能,或为恢复失衡的脾胃功能。"小"指缓慢、微弱之意,通过小剂量的药物,持久缓慢地发挥作用,从而达到改善脾胃功能的效果。

一般适用小建中汤的儿童,除了上述体貌特征外,大多还有以下几个共性特征。

1. 虚性亢奋的病理特性:虽然大多孩子体瘦面黄,但他们并不萎靡不振,反而以一种虚性的亢奋状态为多,如易饥饿、易激惹、多动、夜难入寐、易疲劳等表现,都属于这个范畴。临床有儿童多动症、抽动症、小儿癫痫、夜啼证、异食癖等。

2. 挑食贪甜的饮食喜好:这些孩子爱挑食,食欲不大,饭量小,进食慢,一吃就饱,好甜食是他们的饮食特点。

3. 腹痛便秘的肠道症状:小儿多见腹痛症状,为阵发性隐痛,有的小孩偶发,有的发作频繁,但大多伴大便干结如颗粒,数日一解;有的腹痛时伴有皮肤紫癜样表现。

小建中汤适合以下患儿。

① 小儿低体重:本方可改善小儿体质,特别适用于食欲不振、低体重、营养不良、贫血的儿童。

② 小儿尿频:大多消瘦、食量少,紧张不安、睡眠障碍。

③ 小儿抽动症:白瘦、喜甜食者为宜。

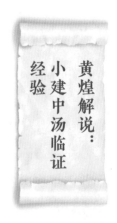

黄煌解说:小建中汤临证经验

④ 小儿癫痫：适用于有腹痛、睡眠障碍者。

⑤ 小儿腹痛：大多为痉挛性腹痛，如肠套叠、肠痉挛、小儿疝气、腹型癫痫、肠激惹综合征、过敏性紫癜等。

⑥ 婴幼儿便秘：大多大便干结成球。

⑦ 过敏性紫癜：此病有胃肠道症状，如腹部阵发性绞痛或持续性钝痛等，用小建中汤为宜；关节疼痛，合小柴胡汤。紫癜性肾炎见易饥者，也适用。

⑧ 小儿甲减：见消瘦、发育迟缓者。

巧用小建中汤

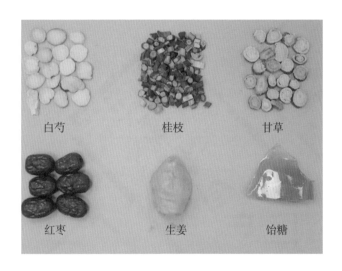

白芍　　　　　　桂枝　　　　　　甘草

红枣　　　　　　生姜　　　　　　饴糖

经典配方：桂枝三两、芍药六两、甘草二两、生姜三两、大枣十二枚、饴糖一升。上六味，以水七升，煮取三升，去滓，放入饴糖，再放火上使之消融，温服一升。日三服。（《金匮要略》）

推荐处方：桂枝 10 克，肉桂 5 克，白芍 30 克，炙甘草 10～15 克，生姜15克,红枣30克。以水700毫升,煮取汤液300毫升,将饴糖50克溶入药液,分2~3次温服。

中成药:目前以小建中汤为原方的中成药制剂相对较多,有颗粒剂、片剂、胶囊、合剂等多种剂型,可供不同年龄段患者选择,建议以各药品说明书服用剂量及方法为准。

注意事项:

1. 体形肥胖者,或发热恶寒无汗者,或发热、烦躁、口渴引饮、舌红、苔干或黄腻者,当忌用或慎用。

2. 部分患者服用本方可出现肠鸣、腹泻,可减少白芍的用量。

3. 根据《伤寒论》中小建中汤的表述"呕家不可用建中汤,以甜故也",若伴恶心呕吐者,不宜服用此方。

煎药方法

正确煎药
效果更好

十三、经方治鼻炎

小青龙汤

经方故事：小"鼻涕虫"的烦恼

今天下午，妈妈带着小睿来复诊。妈妈欣喜地告诉我："服药到第三天，小睿的清水鼻涕就止住了，晚上的咳嗽也消失了，真没想到中药这么管用！"

小睿今年8岁，过敏性鼻炎反复发作已有5年。小睿自幼体质差，稍一受凉鼻炎就发作，在季节变换时更为频繁，喷嚏不断，清涕长流，餐巾纸不离手。也正是因为这个原因，他在班里被调皮的同学叫"鼻涕虫"，这让小睿非常苦恼。每次鼻炎发作就要跑医院，妈妈无奈地

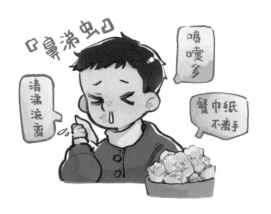

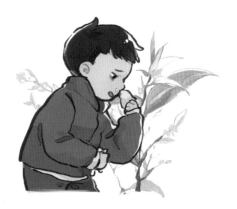

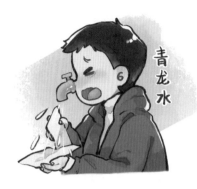
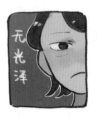
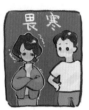
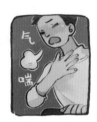

说:"我们隔三差五地去医院,班主任都习以为常了,请病假都不需要医院证明。"

一个月前,小睿受凉后鼻炎再次发作,经儿童医院的综合治疗后,不仅鼻涕没止住,还出现了咳嗽,痰液呈清水泡沫状。妈妈带着小睿来寻求中药的治疗,虽已是清明过后,但小睿依然身着厚棉衣。他讲话时鼻音很重,夹杂了咳嗽声,还不停地用餐巾纸擦着鼻子。小睿的身材瘦小,面色偏黄,黑眼袋,舌体胖大,舌苔白,舌面水滑,小手偏凉,脉沉细。

他让我想起恩师黄煌先生《中医十大类方》中的那幅漫画:一个鼻炎患者,他的鼻子像是一个开关失控的水龙头,清稀的鼻涕不停地流出。为了便于记忆,恩师在书中形象地将流个不停的清水鼻涕命名为"青龙水",并把怕冷、鼻流清涕、咳喘、苔白水滑等归纳为"小青龙汤证"。

小睿反复发作的鼻炎、青龙水样的鼻涕、怕冷、咳嗽,正是小青龙汤证。我给他开出了小青龙汤原方:生麻黄8克,桂枝10克,生白芍10克,干姜10克,炙甘草10克,细辛5克,五味子10克,姜半夏10克。七剂。

一周后复诊,小青龙汤的高效让妈妈大呼神奇,服药三天,小睿的症状都消失了。后用中成药"理中丸"调理体质善后。

调节人体"雨水"的小青龙汤

小青龙汤出自东汉医圣张仲景的《伤寒论》,在中国古代,自然界雨水的调节由四大神兽(左青龙、右白虎、上朱雀、下玄武)中的青龙主管。小青龙汤发汗解表,以驱逐停留体表的寒邪,又能健脾利水,促体内的水湿运化,从而起到调节机体水液分布的作用,且其发汗作用相对温和,故得此名。

小青龙汤是《伤寒论》《金匮要略》中主治水气病咳喘的一张经典方,经典方证的描述有:"伤寒表不解,心下有水气,干呕,发热而咳,或渴,或利,或噎,或小便不利,少腹满,或喘者,小青龙汤主之。""伤寒,心下有水气,咳而微喘,发热不渴,服汤已,渴者,此寒去欲解也,小青龙汤主之。""病溢饮者,当发其汗……小青龙汤亦主之。""咳逆倚息不得卧,小青龙汤主之。""妇人吐涎沫……小青龙汤主之。"

根据条文辨证分析,病因病机属外寒里饮证,小青龙汤具有散寒化饮的功效。根据现代研究发现,小青龙汤不仅擅治咳喘,也擅长治疗过敏性鼻炎、花粉症、病毒性结膜炎等疾病。这些疾病名称不同、病因不一,但他们有着共同点:畏寒、口中不渴、鼻涕、眼泪、痰涎等分泌物量多,且清稀透明如蛋清。

适用小青龙汤的人多属于"寒湿痰饮"体质,体形虽胖瘦不一,但面色多青黄无光泽,甚至面色暗灰,或黧黑。他们大多畏寒怕冷,平时穿衣要比旁人更多,有的患者以胸背发凉发冷为主诉。他们疲倦乏力,身体困重,慢性支气管炎患者动则气喘症状明显。

本案中的"鼻涕虫"小睿因受寒后清水涕反复发作,极其鲜明的寒湿体质特征,就是小青龙汤证,方证相应,效如桴鼓。

体质特征:灰白脸、水样涕

此方的适用人群有以下几个特点。

灰白脸:面色多青灰色,或暗黑,大多面无光泽,伴两眼眶发青;绝少面红光亮者。

水样鼻涕、痰:咳嗽气喘,鼻涕、痰液水样或透明如鸡蛋清,或泡沫样痰,量多;由于体内寒饮明显,患者口中多不渴,不喜饮水,或喜饮温水。这种寒性病态的形成与遗传、受凉、滥用抗生素或寒冷中药有关。

水滑苔:舌苔白,或白厚,或灰黑色;舌面湿润水滑,口内清涎多,有的患者伸舌时舌面口水自动下滴。

身困背冷:疲倦、身体困重感明显,患者多不喜动,或动则气促;怕风怕冷明显,有的患者衣帽穿戴多于常人;有的寒冷感表现在背部和胸部,甚至有的描述为背部中心有如巴掌大的冷感区域。

以下病症符合上述人群特征者可以考虑使用本方。

1. 痰液清稀为特征的咳喘,如急慢性支气管炎、支气管哮喘、慢性阻塞性肺气肿等。

2. 以鼻涕眼泪清稀、量多为表现的疾病,如花粉症、过敏性鼻炎、病毒性结膜炎、泪囊炎。

3. 以水肿为表现的疾病,如特发性水肿、声带水肿、渗出性中耳炎、鞘膜积液、急性肺水肿等。

喘息性气管炎：适用于肺部啰音、哮鸣音持续存在，多种抗生素治疗无效，痰多、色白、泡沫者。大多有受凉感冒诱因。如上呼吸道感染发热烦躁、多汗、脉滑、咽喉红、唇舌红者，加生石膏，即为小青龙加石膏汤。消瘦面白、心悸喘促者，可去麻黄。脉沉、肤色黄暗，加附子。

小儿哮喘：大量水样痰及喷嚏清涕者。汗多者，加生石膏。

过敏性鼻炎：以大量清涕为特征。取效后需小剂量坚持服用半年以上。

巧用小青龙汤

经典配方：麻黄、桂枝、细辛、干姜、甘草、芍药各三两，五味子、半夏各半升。上八味，以水一斗，先煮麻黄，减二升，去上沫，纳诸药，煮取三升，去滓，温服一升。服后以口中微干为度。（《金匮要略》）

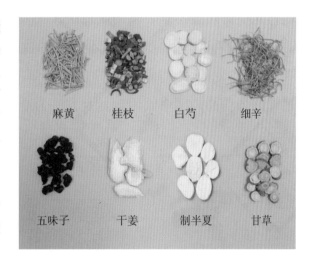

麻黄　　桂枝　　白芍　　细辛

五味子　　干姜　　制半夏　　甘草

推荐处方：干姜、细辛、五味子、桂枝、生甘草、白芍、炙麻黄、姜半夏各10克。以水1000毫升，开盖煮取汤液300毫升，分2～3次温服。此剂量为成人服用，儿童处方剂量可按不同年龄段参考成人剂量进行折算:2～4 岁为成人剂量的 1/4～1/3,4～6 岁为成人剂量的 1/3～2/5,6～9 岁为成人剂量的 2/5～1/2,9～14 岁为成人剂量的 1/2～2/3,14～18 岁为成人剂量的 2/3～全量;2 岁以下儿童,建议在专业中医师指导下使用。

注意事项:

1. 本方服用后可能出现痰、涕、口水等分泌物变少,咳喘减轻,口干渴,是正常反应,不可饮用冷水或食用生冷水果。

2. 心功能不全者、身体消瘦者,可去麻黄,症状缓解后可改用桂甘龙牡汤、生脉散等。

3. 本方服用后出汗明显、晚上睡眠变浅,可麻黄减量,或去麻黄,或避免睡前服用。

4. 本方煎煮时宜开盖,以利于细辛中的黄樟醚挥发,减少药物的副作用。肾功能不全者慎用或忌用。

中成药:目前以原方为基本方的中成药制剂相对较多,有小青龙颗粒、小青龙片、小青龙合剂等多种剂型,可供不同年龄段患者选择,建议以各药品说明书服用剂量及方法为准。

煎药方法

正确煎药
效果更好

十四、吐泻不止有灵方

五苓散

经方故事：疑似轮状病毒感染的小学霸

四年级的小学生小叶今年11岁，成绩非常好，但因为爱挑食，脾胃功能差，经常拉肚子。加上个子不高，脸色偏黄，整个人看起来面黄肌瘦，比起同班同学小了一圈，完全没有了"小学霸"的气场。

周五下午，妈妈接到班主任的电话，说小叶在学校又吐又拉。妈妈赶紧从单位请了假，心急火燎地去学校接回了小叶。母子俩从学校出来，就直接赶到了我的经方诊室。

妈妈焦急地跟我描述发病经过，说小叶昨晚无缘无故地突然呕吐

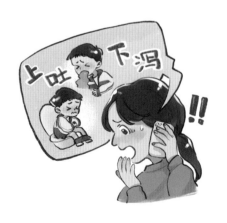

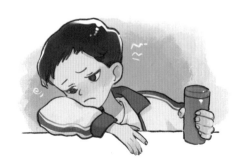

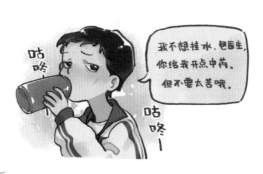
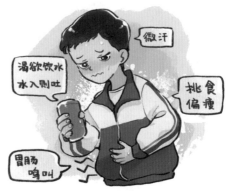

了 2 次，还腹泻了 2 次，是水样的大便，喝了家中自备的藿香正气水后有所缓解。今天早上，看他一切正常，妈妈就送小叶去上学了。没想到，在学校又呕吐腹泻好几次，学校的中餐也没吃。小叶一下子病快快的，上课也不在状态，老师通知家长送医院就诊。

小叶一副无精打采的样子，坐在诊室，先喝了几口随身携带的保温杯里的温水，头就着胳膊趴在了我的诊桌上。

查体温是正常的，摸了一下额头，有微微汗出。看他的舌体胖大湿润，舌苔干净，并不厚腻，口中没有明显的口气。脉位表浅、手指轻按即可摸到搏动，是浮脉。手心摸上去湿漉漉的。

妈妈在旁边补充，家里的小弟弟上周也有呕吐腹泻，还发热，后来去医院诊断为"轮状病毒感染"，输液治疗后才好的。

小叶马上抬起头插话："我不想挂水，包医生，你给我开点中药。但不要太苦哦。"他边说边拧开保温杯，又"咕咚咕咚"地喝了两口水。

追问小叶，得知他这两天腹泻时的大便并不酸臭，且解大便前，也没有腹痛感。显然，这与儿童肠胃病最常见的食积病因是不符合的。因和小弟弟同吃同住，小叶这次很可能是轮状病毒感染，但无发热，应该属于疾病初期，可以采用中药治疗。

我的处方：猪苓、茯苓各 15 克，泽泻 18 克，生白术 15 克，桂枝 10 克。三剂，颗粒剂，沸水冲服，一天分三次服用。嘱咐多饮温水，忌食水果冷饮。

第三天复诊反馈，小叶在服药的当天晚上就呕吐拉稀停止、食欲恢复。

五苓散善治各种小儿腹泻

轮状病毒是引起儿童腹泻的主要病原体之一，其主要感染小肠上皮细胞，从而造成细胞损伤，引起呕吐、水状腹泻、发热。它是一种既温和又严重的胃肠道传染性疾病，有一些患儿能自我恢复，有的患儿因为严重的胃肠道症状导致脱水、电解质紊乱，甚至危及生命。

我给小叶开的是《伤寒论》中的一首名方：五苓散。

将中药材粉碎、均匀混合制成的干燥粉末状制剂，就是中医的散剂。散剂，是最古老的中药剂型之一，各类经典著作中有着大量散剂的记载。古人曰"散者，散也，去急病用之"，散剂方便携带，且用量小，使用便捷，见效快，是古代中医方剂常用剂型之一。

五苓散是古人治疗"水逆病"（渴欲饮水，水入则吐的剧烈呕吐患者）的一张救急方。药材仅五味，以甘淡渗利的猪苓、茯苓为主，佐以温阳化气，使水湿之邪从小便散去，故名为"五苓散"。

五苓散是治疗儿科腹泻的一张好方，不仅能够有效治疗轮状病毒感染引起的腹泻，对其他各种原因导致的腹泻也常有效。

哪些临床表现是安全高效使用五苓散方证的关键点？

患儿除了有典型的低热、呕吐、腹泻症状外，只要呈现出以下的方证特点,这时五苓散大多可以放心使用。

首先,大部分孩子伴有口渴喜饮水,有的患儿会出现饮水后又呕吐的现象,这在《伤寒论》中有记载:"渴欲饮水,水入则吐者。"

其次,这类患儿有脾虚的表现,平素多挑食,食欲一般,大便偏溏,经常有胃肠的鸣叫声。他们体形偏瘦,但舌体偏胖大,舌面水滑,甚至舌边还有不同程度的齿痕。

第三,大多数孩子会有汗出现象,这种汗出量不多,以微汗为主,一般不容易引起家长的关注,就如小叶同学的额头与手心的微汗。

人群特征:口渴、胖大舌

五苓散是一张临床常用的经方,它不仅仅用于儿科疾病,对成人的其他各系统疾病,一样有着广泛的应用空间。

适用五苓散的人群有以下几个特点。

口渴胖大舌:口渴,渴感明显,茶杯不离身,常喝水润口;舌胖大质嫩边齿痕,苔白厚腻或水滑苔。

吐水、腹泻:上腹部不适,饮水后容易呕吐;胃内振水音,或明显肠鸣音;腹泻或大便不成形,饮冷或进食瓜果易于腹泻。

头晕眼花:头晕头痛,走路不稳;双眼有畏光表现,眼花缭乱,或有复视;心悸、脐跳。

肤黄多水:皮肤黄,缺乏光泽;易水肿;多汗;皮肤病变则易渗出,多水疱。

小便不利:小便量少,色黄不畅,或量多、次频。

以下病症符合上述人群特征者可以考虑使用本方。

1. 以水样便腹泻为表现的疾病,如夏秋季的胃肠型感冒、急性肠炎、流行性腹泻、消化不良、化疗后腹泻、脂肪肝腹泻、抗生素腹泻、酒后腹泻、婴幼儿腹泻等。

2. 以吐水为表现的疾病，如急性胃炎、妊娠呕吐、醉酒呕吐、幽门狭窄、新生儿呕吐、溺水后呕吐等。

3. 以水肿为表现的疾病，如单纯性肥胖、脂肪肝、慢性肝炎、肝硬化、肿瘤化疗以后肝损害、经期水肿、经前期紧张症、肾性高血压、痛风、高血尿酸等。

4. 以体腔积液为表现的疾病，如腹水、心包积液、脑积水、胸腔积液、胃潴留、睾丸鞘膜积液（水疝）、肾积水、羊水过多等。

5. 以口渴、多饮、尿频为表现的疾病，如干燥综合征、尿崩症、小儿多饮症等。

6. 以头痛头晕为表现的疾病，如顽固性头痛、颅内压增高性头痛、梅尼埃病、眩晕症、晕车晕船、妊娠高血压综合征、垂体瘤、肾上腺肿瘤、醛固酮增多症等。

7. 以畏光、眼花、头痛为表现的疾病，如青光眼、中心性浆液性视网膜炎、视神经乳头水肿、黄斑水肿、假性近视、玻璃体混浊、夜盲症、急性泪囊炎。

8. 以多汗、渗出、增生为表现的疾病，如扁平疣、黄色瘤、脂溢性脱发、多形性红斑、水痘、带状疱疹、顽固性湿疹、手足的水疱性湿疹、口腔黏膜白斑等。

巧用五苓散

经典配方：猪苓十八铢[a]、泽泻一两六铢、白术十八铢、茯苓十八铢、桂枝半两，上五味，捣为散，以白饮[b]和服方寸匕[c]，日三服。多饮暖水，汗出愈。（a. 用量：古代二十四铢为一两，则五苓散的配比应为：猪苓 3：泽泻 5：白术 3：茯苓 3：肉桂 2。b. 白饮：米汤，亦作面汤水。c. 方寸匕：系古代量取药末的器具名。其形状如刀匕，大小为古代一寸正方，故名。一方寸匕约等于 2.74 毫升，盛金石药末约为 2 克，草木药末为 1 克左右。）（《金匮要略》）

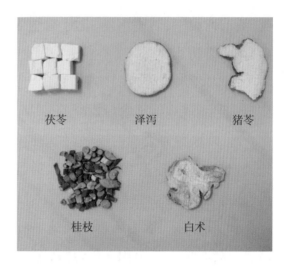

茯苓　　　泽泻　　　猪苓

桂枝　　　白术

推荐处方：猪苓 20 克，泽泻 30 克，白术 20 克，茯苓 20 克，桂枝 15 克或肉桂 10 克。以水 1000 毫升，煮取汤液 300 毫升，分 2～3 次温服。也可制成散剂（用肉桂），每服 5 克，日 2～3 次，用米汤调服或热开水冲服。

此剂量为成人服用，儿童处方剂量可按不同年龄段参考成人剂量进行折算：2～4 岁为成人剂量的 1/4～1/3，4～6 岁为成人剂量的 1/3～2/5，6～9 岁为成人剂量的 2/5～1/2，9～14 岁为成人剂量的 1/2～2/3，14～18 岁为成人剂量的 2/3～全量；2 岁以下儿童，建议在专业中医师指导下使用。

注意事项：

1. 五苓散服用后要饮热开水。此是根据张仲景"多饮暖水，汗出愈"的经验。临床发现服用热开水后舒服，而冷开水则会导致腹泻或大便不成形，或越喝越渴。另外，服五苓散后不宜食冰冷食物。

2. 五苓散双向调节机体内水液代谢平衡,既主"蓄水证",又主"霍乱"脱水症。本方对五苓散证患者有利尿作用,而对健康者无效。

3. 服用五苓散后有的患者可出现一过性腹泻现象,不必停服,多数患者会自行缓解。

4. 吐水患者宜散剂,无上消化道症状者用汤剂。

5. 本方适用于是一种脂肪、血糖、尿酸等物质代谢不全造成的高渗性水液潴留状态。该状态的形成,多与过用抗生素、激素、保健品、化疗药以及饮食太肥美、长期大量饮酒、滥用味精等食品添加剂有关,故服用五苓散后,应尽量减少上述食物、药品的摄入。

中成药:目前以五苓散为原方的中成药制剂相对较多,有五苓散颗粒、五苓散片、五苓散胶囊等多种剂型,可供不同年龄段患者选择,建议以各药品说明书服用剂量及方法为准。五苓散是家庭经方的必备良方,有小朋友的家庭,可以适当购买,作为家庭儿童备用药物,以应不时之需。

煎药方法

正确煎药
效果更好

十五、家中必备的食积良方

保和丸

经方故事:反复高热不退的食积小儿

有个周日的晚上,我突然接到杭州的学生——一名经方爱好者打来的电话。从电话里得知,因上海突发疫情,他被封禁在沪一个多月,远在杭州的四岁女儿小思着凉后出现了打喷嚏、咳嗽、低热等不适症状,他让妻子给女儿服用小青龙颗粒,但体温依然不降。电话那头的他,自然显得有些着急。

我当即通过视频了解了小思的情况,建议先服用家中现有的小柴

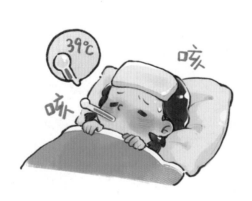

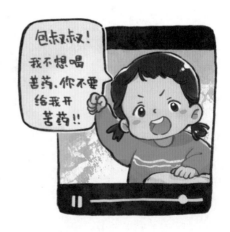

胡颗粒,嘱按成人的剂量服用,并要求服后覆被发汗。但直到次日上午,体温不降反升,高达 39 ℃,而且咳嗽也变严重了,有黄痰,小便偏黄。我为之换方柴葛解肌汤。

服药后当天下午,小思的体温下降为 36.9 ℃。晚上,小家伙恢复了以前的精神状态,调皮地给我发了短视频,抱怨着药太苦:"包叔叔,我不想喝苦药,你不要给我开苦药。"但当晚 11 点,体温又开始反弹,39.4 ℃,服用美林口服液后高热暂退。

第二天下午,小思的体温又再次飙升至 39.1 ℃,咳嗽厉害,嗓子中听到有痰声。她明显有些烦躁,变得爱哭闹。

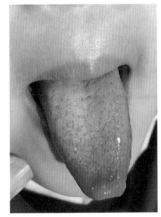

查看微信发过来的照片,小思的舌苔变得厚腻发黄。再进一步询问得知,她的嘴里还有口气,且已有两天未解大便。我让小思妈妈去摸摸女儿的肚子,反馈说肚子硬绷绷的,敲起来还"咚咚"作响。

舌红苔黄

小思的当下表现,是食积发热的保和丸证!再次换方:保和丸(中成药)。另用生大黄 5 克、生甘草 5 克。煮水 100 毫升,与保和丸同时服用。

服药后小思的发热开始下降,睡前监测体温为 37.1 ℃,一夜安宁无反复。第二天,小思排出黑色黏臭大便,体温正常,厚腻的舌苔变得干净,有了食欲。后嘱其继服成药保和丸调理脾胃。

小思的高热,数易其方,最后确定为保和丸加大黄、甘草,可谓一剂知、二剂已,效果满意,但也有值得反思之处。

因自己熟悉小思的体质状态,整个治疗过程,我采用与小思妈妈

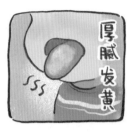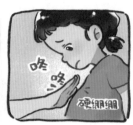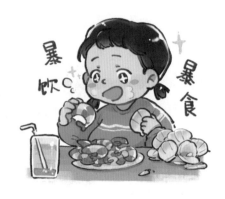

微信问答的方式进行。这种新颖的网诊模式虽然便捷,但缺少了就诊时的现场感,容易遗漏许多重要信息。我在第三天看到小思黄腻的舌苔照时,才猛然想起要"摸下肚子",最终抓住了退热的核心方证点,这再次说明了四诊合参是何其重要。

胃气不和,食滞化热

保和丸,出自金元四大家之一的朱丹溪之手,属于治疗食积停滞证的经典方之一。在传统中医脏腑理论中,胃有着极其重要的地位,故《黄帝内经》云:"有胃气则生,无胃气则死。"若胃的功能出现异常,胃气不和,食积内滞化热,则诸病丛生。朱丹溪用这张具有消食、导滞、和胃功能的药方,来治疗食停胃脘而致的胃气不和病症,达到调和胃气的目的,恢复身体健康,所以方名为"保和丸"。

我在临床处理小儿食积时用得最多,且疗效突出的方子,就是"保和丸"。

从我的临床经验来看,小儿食积症状较为复杂,不仅有常见的食欲不佳、大便异常等表现,还会出现体温升高等症状。食积发热的小儿大多伴有类似感冒的症状,如咳嗽、咳痰、鼻涕等,极易误诊。

小思那反复高热不退、厚腻的舌苔、大便二日不下、"咚咚"作响的肚子等表现,正是食积发热的典型特征。而且,食积发热的小儿,在发病前大多有暴饮暴食等诱因。小思妈妈事后回忆,生病的前几天,小思曾连续吃了几天的虾、扇贝等食物,对比她平时的饮食习惯,明显是超量了。

保和丸,是一张儿科应用极广的常用方。根据现代中医文献报道,常用于治疗消化不良、小儿腹泻、小儿疳积、慢性胃炎,也用于治疗小儿咳嗽、胆道感染、神经性呕吐、胃柿石、幽门不完全性梗阻、小儿荨麻疹等病症。

人群特征:食欲旺盛、口臭便秘

适用保和丸的孩子,体形壮实者为多,也有消瘦者。他们的食欲旺盛,喜肉食,营养过剩者居多。大多精力旺盛,坐不住,多动,好奇心强,且情绪易激惹。他们容易恶心呕吐,呕吐物多为酸臭食物,容易有口臭、便秘或腹泻臭秽、腹胀痛等类似胃食管反流的表现,且多在进食后加重。患儿上腹部膨隆充实,按压有不适,或胀满疼痛,用手轻拍腹部,能听到"咚咚"作响。患儿舌苔多偏厚,或白或黄,脉多滑而有力。

保和丸在儿科的临床应用较广,适用于患儿因饮食不节导致以恶心欲吐、嗳腐吞酸、舌苔厚腻等为主要表现的食积泄泻、食积咳嗽、食积发热、睡眠障碍、便秘、小儿荨麻疹、湿疹等疾病。

巧用保和丸

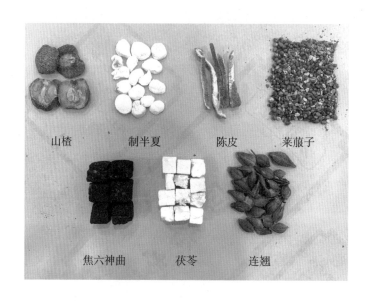

山楂　　　制半夏　　　陈皮　　　莱菔子

焦六神曲　　　茯苓　　　连翘

经典配方:山楂六两,神曲二两,半夏、茯苓各三两,陈皮、连翘、萝卜子各一两。制法:上药研末,炊饼丸,如梧桐子大。每服70~80丸,空腹时用白汤送下。(《丹溪心法》)

推荐处方:生山楂20克,炒神曲8克,姜半夏、茯苓各10克,陈皮、连翘、炒莱菔子各5克,以水1000毫升,煮取汤液300毫升,分2~3次温服。也可购置中成药,按说明书服用方法,用米汤或热开水调服。

中成药:目前在药店有保和丸的成药制剂出售,以药品说明书服用剂量及方法为准。

小儿食积发热时,建议选用汤剂煎服,汤剂药物浓度高,起效快,且可根据患儿的实际情况做适当加减:若舌苔黄脉滑数,热像明显者,酌加黄连、黄芩以加大清热之力；若大便秘结，腹部胀满者，酌加大黄以通便泻热。

煎药方法

正确煎药
效果更好

妇女常用经方

十六、"梅核气"专方

半夏厚朴汤

经方故事：吞不下、吐不出的"异物"

"好多了，好多了。包医生的中药真灵！"2022 年 3 月 25 日，一大早，就听见诊室门口传来夏阿姨响亮的声音。

故事要从一周前说起。

一周前，夏阿姨来初诊，还没等我问话，夏阿姨就"嗯哼、嗯哼哼"地清嗓子，接着讲述自己的症状。她的嗓子不利索、说话语速极快，思维跳跃，描述症状时杂乱无序，伴随着生动的表情。她的痛苦大致就是咽喉似乎有黏痰，咳又咳不出，咽又咽不下，还有口干、肌肉酸痛、易出汗、易疲劳、睡眠差等不适症状。

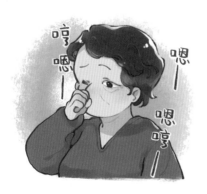

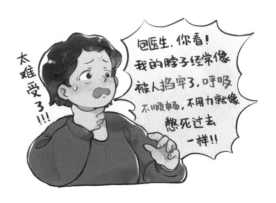

"你把舌头伸出来，我先看舌苔。"趁她清嗓子的间隙，我开始舌诊。

诊室恢复了安静。她的舌体暗红，表面覆盖着一层白色的黏腻苔，舌面两侧从舌根到舌尖，平行垂下两条由唾沫堆积而成的细细白线。这是"半夏线"，是半夏体质的一个特征性表现。

"我的喉咙太难受了。"舌诊结束，夏阿姨又开始滔滔不绝："包医生，你看，我的脖子经常像被人掐牢了，呼吸不顺畅，需要用力呼吸，否则会憋死过去一样。"她一边说，一边演示给我看，用左手掐住脖子，皱着眉头，眼里展现出恐惧的神情："我是不是得了不治之症？为什么心内科、耳鼻喉科都查不出问题？还是查出来了故意隐瞒我？我究竟该怎么办啊？"

她手舞足蹈，用迟疑的眼神望着我，一口气连续问了四个问题。我为她凝神号脉时，她停止了讲话，喉咙里依然不停地发出清嗓子的声音，双眼不停地眨巴着，焦急地等待着我的答案。

夏阿姨保养得不错，今年六十开外，皮肤饱满滋润，看起来像四十多岁。她的脉滑而有力，偏快。

"你得的是一种怪病。"我号脉望舌，皱眉沉思略久后，告诉她。夏阿姨立马紧张地瞪大了双眼。

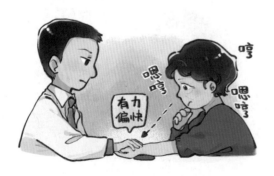

"不过，这种病古而有之，叫'梅核气'。它是体内的痰与气互相胶着，日久郁而化火所致，2000年前东汉医家张仲景的书里就有记载。你放心，对这个怪病，在张仲景的书里也有解决的办法。"听我说到这里，夏阿姨长长地嘘了一口气。

我给她开出了处方，是张仲景记录在《金匮要略》中的半夏厚朴汤：姜半夏、厚朴、茯苓、紫苏梗各15克，生姜20克。七剂。自煎，以水1000毫升，煮取汤液300毫升，分3～4次温服。

趁着下一个患者进诊室之前的空档，我给夏阿姨做了简短的心理疏导。看得出来，她对我的诊疗方案是满意的。

一周后，夏阿姨来复诊，出现了文章开头的那一幕。

医圣传神描述：咽中如有炙脔

夏阿姨的病，是一种以咽喉异物感为主要特征的疾病，中医病名"梅核气"，现代医学称之为咽异感症，或称咽部神经官能症，或称咽癔症。该病多发于青中年人，以女性居多。

在医圣张仲景的笔下，对咽部异物感的描述尤为传神，他用六字以概之："咽中如有炙脔。"炙脔的字面意思就是烤肉，就是指咽喉部的异物烧灼感，如有烤肉一般不适。

根据恩师黄煌先生的临床经验，梅核气患者的异物感不仅表现在咽喉部，还会有感觉异常延伸至全身多处（口、鼻、胃肠道、皮肤等），他将这些繁杂凌乱的症状统一命名为"咽中如有炙脔综合征"。

梅核气是一种常见病，它不是重症危症，并不会危及患者生命，但梅核气的感觉异常给患者的日常生活带来极大困扰。她们的难受往往鲜有人懂，经常被忽略、被嫌弃，最终戴上"神经症"的帽子；她们四处求医，反复检查无果，治疗通常缺乏疗效。

半夏厚朴汤是古代治疗咽中异物感的专方，有理气除胀、化痰利咽的功效。张仲景采用"分温四服，日三夜一"，小剂量频繁服用的方法,在药味清香、口感辛辣微苦的半夏厚朴汤的刺激下,患者咽喉部异物感逐渐褪去,随之而去的还有全身多处的不适。

"咽中如有炙脔综合征"不单单是躯体的疾病,也是精神心理的疾病,患者大多数有精神刺激、情感波动、烦劳过度等诱因。治疗上,不能单靠药物,还需要配合心理疏导、家庭与社会的理解支持。

人群特征:表情丰富、感觉异常

此方的适用人群有以下几个特点。

表情丰富:营养状况较好,毛发浓密,肤色滋润或油腻;眨眼频繁,表情丰富,常眉头紧皱。

感觉异常:话语滔滔不绝,表述细腻怪异夸张,主诉零乱重复,大多为躯体的不适感和异样感,常有咽喉异物感,黏痰多。

舌红苔黏:舌质无明显异常或舌尖有红点,或边见齿痕,舌苔多黏腻满布,有的舌面可见两条由细小唾沫堆积而成的白线(半夏线)。

多疑多虑:不断地询问为什么,或常常怀疑医生的诊断或用药,大多有较长的求诊史。女性多见。大多数有精神刺激、情感波动、烦劳过度等诱因。

以下病症符合上述人群特征者可以考虑使用本方。

1. 以咽喉异物感为特征的多种神经症,如梅核气、舌觉异常、抑郁症、焦虑症、强迫症、恐惧症、胃神经症、心脏神经症、神经性呕吐、神经性尿频、神经性皮炎、肠易激综合征、心因性勃起功能障碍等。

2. 咽喉疾病,如咽炎、扁桃体炎、喉源性咳嗽、声带水肿、声带麻痹等。

3. 以吞咽困难、呕吐、上腹胀为表现的疾病,如厌食症、化疗后呕吐、食管痉挛、急慢性胃炎、胃下垂、功能性消化不良等。

4. 以胸闷咳嗽为表现的呼吸道疾病，如慢性支气管炎、哮喘、气胸、胸腔积液等。

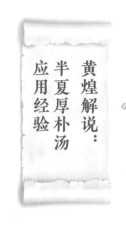

半夏厚朴汤是古代治疗咽中异物感的专方，有理气除胀、化痰利咽的功效，适用于以咽喉异物感乃至躯体感觉异常、腹胀、恶心为特征的疾病。

本方适用于以咽喉异物感为特征的各种感觉障碍性疾病，大多属于精神疾病。临床见自觉症状多且怪异，咽喉异物感比较突出，长期反复但无虚弱征象，检查无异常发现。

巧用半夏厚朴汤

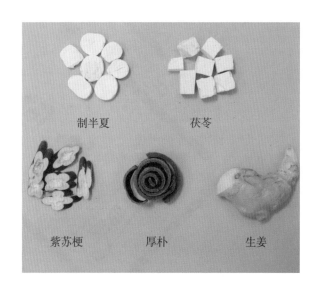

制半夏　　　　茯苓

紫苏梗　　　厚朴　　　生姜

经典配方：半夏一升、厚朴三两、茯苓四两、生姜五两、干苏叶二

两。上五味,以水七升,煮取四升,分温四服,日三夜一服。(《金匮要略》)

推荐处方:姜制半夏或法制半夏 15～25 克,茯苓 20 克,厚朴 15 克,干苏叶 10 克或苏梗 15 克,生姜 25 克。以水 1 000 毫升,煮取汤液 300 毫升,分 3～4 次温服。汤液呈淡褐色,稍辛辣。通常采用服 3 天停 2 天的方法。

注意事项:

1. 服用本方须配合心理疏导。症状明显的患者,应遵循仲景"日三夜一"的服法经验,以保证足够的药量并给患者以良性暗示。为防止患者疑虑和心理依赖,可以采取间歇性服用法,通常服 3 天停 2 天。

2. 孕妇慎用。

3. 肾功能不全者、老年人要谨慎使用,并应定期检查肾功能。

煎药方法

正确煎药
效果更好

十七、调经方竟止"金创"痛

神奇的当归芍药散

经方故事:肛肠手术后坐卧不安的王女士

"太难受了,肛门口火辣辣地疼痛,真是遭罪!"2022 年 3 月 25 日上午的门诊,王女士眉头紧皱,半个屁股斜坐在椅子上,弓着背,表情痛苦地说道。

王女士被痔疮折磨多年,最近几个月大便出血,便后肛门口火烧一样地痛。肛肠科检查发现混合痔合并有肛裂,在医生的建议下,上个月做了个痔疮切除手术。不料,小手术给她带来了更大的痛苦。

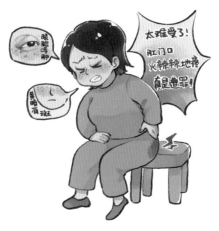

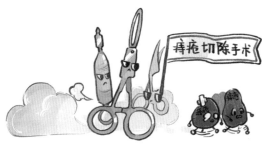

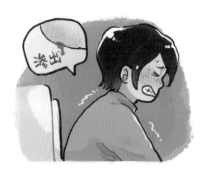
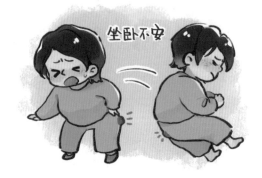

肛门手术后创口恢复不好，局部水肿一直不消退，不停地有血性黏液渗出；每次拉大便就像受刑，痛得她龇牙咧嘴；排便后向外突出的创面，更让她坐也不是，卧也不安；即使频繁使用医院的外洗液，也无济于事。而且，她的大便不成形，黏腻，解不干净，这更易诱发创口的感染。一想到每次排便的痛苦，王女士饭都不敢吃，这个状态已经持续近两周，体重也明显下降。

王女士今年39岁，中等微胖身材，肤色偏黄，面部黄暗有斑点，看上去有点水肿貌。

看着她黄肿的脸色、倦怠的神情，我想起了那张具有补血止痛功效，同时能治疗肛肠疾病的经方。再参考其胖大齿痕的舌像，柔软无抵抗的腹证表现，当归芍药散证基本确认无疑。遂处方：当归10克，川芎15克，芍药25克，白术15克，茯苓15克，泽泻15克。7剂。

一周后复诊时，王女士的状态判若两人。她开心地告诉我，服用3天后大便成形，排便时间缩短，那种解不尽的感觉消失了，肛门部位灼热疼痛也变得缓和了许多。不仅如此，更让她惊奇的是，久不收口的手术创口也已明显缩小。当归芍药散的效果已经显现，继续守方服用。

4月下旬,王女士再次来复诊,病痛已去,手术创口恢复良好。

善治妇科痛,又治肛肠痛

当归芍药散是古代妇科常用方。主要功效是养血调经、利水止痛,是一张缓解妇科患者腹痛的经典方。其经典方证在《金匮要略》记载为"妇人腹中诸疾痛""妇人怀妊,腹中疗痛"。

从后世的医家医案看,这张方的应用广泛,它不仅能治疗妇科经带胎产导致的各类腹痛疾病,还擅长治疗肛肠系统的疾病。据日本汉方书籍《类聚方广义》记录,此方治疗"脱肛,肿痛出水不止者,有奇效"。王女士术后的肿痛渗出,与该书描述症状一致。

大多数肛肠类疾病,或多或少伴有便秘,确保大便通畅也是治疗方法之一,当归芍药散的通便功能不容忽视。我在南京跟随恩师黄煌先生门诊抄方时,经常见先生用此方治疗女性或高龄老人的便秘,她们的大便多干结如栗,且先干后溏。恩师常言,用当归芍药散通便,关键要看摸肚子,其腹部按之柔软者,可放胆用之。本案中王女士柔软应手的腹诊表现是用此方的要点之一。

当归芍药散组成简洁,仅6味药物,分为养血止痛的当归、川芎、芍药,渗湿利水的茯苓、白术、泽泻。若仅从方剂功效来看,很难与肛肠疾患有关联。但从药证入手,用以药测证的方法,可见其中端倪。

当归,在《神农本草经》记录中,能疗诸恶疮疡。在中医外科中,当归是治疗痈疽疮疡的常用药,外科经典方"仙方活命饮""托里散"等方中均包含有当归。王女士手术后感染,久不收口的病情,就属于疮疡的一种。

另外,《神农本草经》对当归与川芎的主治,都记载有疗"金创"之功效。古代对金属利器对身体造成的创伤命名为"金创"。显然，现代医学盛行的手术刀疗法，同样可以理解为"金创"的范畴。

当归芍药散中芍药用量最大，芍药既有活血作用，还能缓解肛门括约肌痉挛的疼痛，且大剂量芍药具有通便作用，保持大便通畅，也是当归芍药散治疗肛肠类疾病的要点之一。

方中茯苓、白术、泽泻配伍，起到利水渗湿作用。根据现代研究证明，利水药具有促进局部炎症的吸收，改善局部血液循环的功效，有利于肛肠手术创口的愈合。

我们可做一大胆推测，当归芍药散能治疗肛肠感染性疾病，尤其适合肛肠手术后并发症的治疗。此方是肛肠疾病患者的一张良方，希望可以为天下众多王女士们祛苦止痛。

人群特征：黄脸、腹软腰重

此方的适用人群有以下几个特点。

黄脸女性：以中年为多，体形中等或偏胖。面色萎黄或苍白，贫血貌，或有水肿，或有黄褐斑，缺乏光泽。

腹软腰重：腹壁柔软下垂，但下腹部常有压痛，以右下腹多见。腰腹部有重感。下肢多水肿，或有抽筋或麻木无力。便秘或腹泻，或脱肛。

经带胎产疾：月经不调，或痛经，或月经量少、周期紊乱或闭经，不孕或易于流产，或产后腹痛，或产后虚劳。

头晕心悸：常有头痛、头晕、心悸、肌肉痉挛跳动等。

以下病症符合上述人群特征者可以考虑使用本方。

1. 以腹痛、出血为表现的妇科疾病，如痛经、闭经、不孕症、功能性子宫出血等。

2. 以水肿、腹泻为伴有症状的围产期女性,如胎位不正、胎儿发育不良、先兆流产、习惯性流产、妊娠高血压综合征等。

3. 以面色黄、水肿为表现的免疫性肝病、慢性肝炎、肝硬化、桥本氏病、缺铁性贫血等。

4. 以伴月经量少、腹泻为表现的痤疮、黄褐斑、脱肛、痔疮等。

5. 以皮肤瘙痒为表现的疾病,如慢性荨麻疹、过敏性皮炎、过敏性紫癜等。

当归芍药散是古代的养胎方,有养血、调经、利水、止痛的功效,适用于以腹痛、水肿、头眩心悸、口渴而小便不利、月经不调为临床特征的疾病和女性血虚体质的调理。适用当归芍药散的体质,传统解释为血虚血瘀水停,多见于女性。

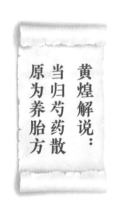

黄煌解说:
当归芍药散
原为养胎方

巧用当归芍药散

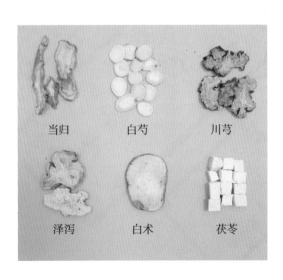

当归　　　白芍　　　川芎

泽泻　　　白术　　　茯苓

经典配方：当归三两，芍药一斤，川芎半斤，茯苓四两，泽泻半斤，白术四两。上六味，杵为散，取方寸匕，酒和，日三服。（《金匮要略》）

推荐处方：当归 10 克，白芍 30 克，川芎 15 克，白术、茯苓各 12 克，泽泻 15 克。以水 1100 毫升，煮沸后调文火再煎煮 30～40 分钟，取汤液 300 毫升，分 2～3 次温服。也可按照原书比例（当归 1、芍药 4、川芎 2、茯苓 1、泽泻 2、白术 1）打粉，用米粥、红酒或酸奶调服，每次 5 克，每日两次。

本方安全，但有的患者可能有腹泻。如有腹泻倾向者，方中的白芍的用量可酌减。治疗痛经使用散剂时，必须用酒调服。

煎药方法

正确煎药
效果更好

十八、止久寒痛的好方

当归四逆汤

经方故事:冰火两重天的痛经

11月下旬,小杨再次来到我的诊室。她开心地告诉我,困扰她多年的痛经,近半年都没有发作,她的"经期伴侣1+3"也不需要了。

小杨的痛经,我印象很深刻,还得从4月份说起。

两年多来,小杨月经来潮第一天,小腹部持续的隐痛就相伴而来,剧烈时还会引起恶心呕吐。虽然在服用止痛药后疼痛能有所缓解,小杨仍旧感觉下腹部冰冷,需要在腹部敷上热水袋,后腰贴着暖宝宝才会舒服一点。小杨苦笑着说,在月经期,除了卫生巾,还要加上止痛药、热水袋、暖宝宝,这是她的"1+3经期伴侣"。而且,在月经来前

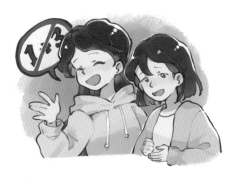

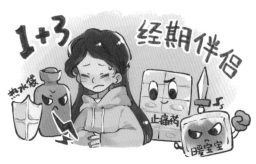

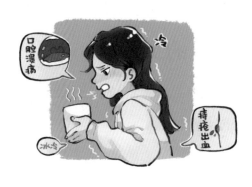

一周左右，她还伴有头痛、两侧乳头刺痛，甚至外阴口也有类似的刺痛。

最近半年，才 24 岁的小杨发现她的月经量比以前明显减少了，一天一个卫生巾都不会湿透，3 天左右就结束了。这让她有点害怕，但又不知所措。

小杨之前看过的中医，大多说她是血虚宫寒，用的都是温补中药，但服药后不见好转。虽然小杨平时很怕冷，但还特别容易上火，口腔溃疡、痔疮出血经常发作，月经来潮前，这些症状更为明显。这让小杨感到困惑不已，她不解地问道："我这个冰火两重天的痛经，还能治吗？"

小杨唇色偏暗，上下唇隐约可见散在的瘀紫点，手背部肤色暗紫，按脉时双手冰冷，脉细如线，似有似无。小杨还有冻疮史。这些都是有寒有瘀的表现。结合她平时容易上火的体质特征，她的痛经是寒热夹杂证。于是，那张古代治疗手足厥冷的经典方"当归四逆汤"，浮现在我眼前，遂予处方：当归、桂枝、芍药各 15 克，炙甘草 10 克，红枣 30 克，细辛 5 克，黄芩 15 克，吴茱萸 5 克，生姜 15 克。14 剂。

小杨持续服用本方，疼痛逐月减轻，三个月左右她自行停药，后未再复诊。直到这次带着同样被痛经困扰的闺蜜来诊，才有了本文开始的一幕。

经方治痛经，关注痛的"人"

痛经是一个古老又常见的话题，很多女性朋友备受痛经"折磨"，是女性工作缺勤或者不能运动的主要原因。我的门诊中有很大一部分患者是因为痛经而来求治的。

现代医学认为痛经的原因，是由于内分泌失调等错综复杂的因素导致；痛经的治疗，除了止痛药外尚无更好的治疗手段。很多女性都知道，见痛止痛为权宜之计，有没有一种方法能更持久地、从根本上解决痛经的问题？

中医经方治疗痛经，作用持久而稳定，是经过临床反复验证的。

古老的传统医学通过数千年的观察发现，同为痛经的疾病，在不同女性身上，临床表现有着很大的差异，这是因为体质的不同所致。经方治痛经，不仅仅止痛，处方用药的落脚点还有体质辨识。经方治痛经，更关注那个痛经的人。

小杨的痛经，发生于两年前，并伴有月经量少等血虚体弱的表现，但这些都无助于方证的确立。我用当归四逆汤的依据，一是手部特征。手部冰冷，以及似有似无的细弱脉象，这就是当归四逆汤在《伤寒论》中原文"手足厥寒，脉细欲绝者"最典型的表现。二是疼痛特征。经前的乳头、外阴口、头部刺痛等表现，也是原文"身痛如掣者"的再现。三是冻疮病史。

当归四逆汤适用于一种以四肢冰冷发紫、脉细、疼痛如刺为临床特征的寒性体质。通常解释为血虚寒凝，多见于女性。小杨偏寒的体质，属于条文中的"内有久寒者"，故方中加入"吴茱萸、生姜"。鉴于目前对原方中的"通草"的认识不一，且患者没有明显的骨关节疼痛，故去"通草"。在实际临床中，很多痛经患者并非为单纯虚寒，她们多伴有热象，如本文小杨"易上火"的表现，故加入黄芩清热泻火，从而起到寒温共用，应对复杂的病理状态。

人群特征：面色青、手足冰

此方的适用人群有以下几个特点。

面色青紫：体格比较健壮但不肥胖，重要脏器功能健全；面色青紫，无光泽，口唇周边青紫，舌质暗。

手足如冰色紫红：四肢冰冷，手足末端为甚，多伴有麻木、冷痛，暗红甚至青紫，遇冷更甚，甲色、唇色、面色、耳廓较苍白或乌紫。有冻疮史。

下肢肤干发黄：皮肤干燥发黄脱屑，四肢末端皮下可见暗红色或淡紫色的网织状静脉血管纹。

慢性疼痛：如头痛、牙痛、胸痛、背痛、乳房疼痛、关节冷痛、坐骨神经痛、痛经、睾丸痛等。疼痛剧烈如刺，或牵扯，或如电击，甚至晕厥。对寒冷敏感，遇冷加剧。疼痛呈慢性化。

脉细苔白：脉细，或浮，或沉，或弱，或弦，一般多见缓，甚至迟。舌苔白，舌质淡，口水较多。

以下病症符合上述人群特征者可以考虑使用本方。

1. 疼痛剧烈如刺的各种痛症，如三叉神经痛、消化性溃疡、肠痉挛、输尿管结石、肩周炎、慢性腹膜炎、腰肌劳损、子宫附件炎、子宫内膜异位症、乳腺纤维瘤、胆囊炎、胆道蛔虫症、坐骨神经痛，缩阴症、腱鞘炎等。

2. 伴四肢冰冷疼痛表现的疾病，如雷诺病、血管神经性头痛、血栓闭塞性脉管炎、冻疮、红斑性肢痛、硬皮病、手足皲裂、精索静脉曲张等。

3. 有肢体末端紫暗疼痛表现的疾病，如椎基底动脉供血不足、冠心病、大动脉炎、高血压头痛、脑外伤头痛、过敏性紫癜、慢性荨麻疹、急慢性前列腺炎、附睾炎、阳痿等。

巧用当归四逆汤

经典配方: 当归、桂枝(去皮)、芍药、细辛各三两,甘草(炙)、通草各二两,大枣(擘,二十五枚)。上七味,以水八升,煮取三升,去滓。温服一升,日三服。(《伤寒论》)

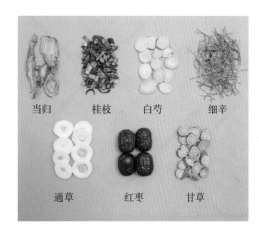

当归　　桂枝　　白芍　　细辛

通草　　红枣　　甘草

推荐处方: 当归、桂枝、白芍各15克,北细辛、炙甘草各10克,红枣30克。以水1000毫升,煮取汤液300毫升,分2～3次温服。

注意事项:

1. 燥热,心动过速、心律不齐者,口唇干燥深红者慎用。

2. 本方宜开盖煎煮,以利于细辛中的黄樟醚挥发,减少药物的副作用。

煎药方法

正确煎药
效果更好

十九、妇科活血化瘀第一方

桂枝茯苓丸

经方故事:烦恼的经前期综合征

43岁的王女士,因为妇科问题来就诊。

近两年王女士的月经变得很不规律,月经量明显比以前减少,而且都是些暗红色的小血块,经期缩短为三天,月经周期也出现延后现象,要40天左右才来一次。才刚刚过40岁,就像快绝经了,是不是卵巢功能早衰? 王女士非常苦恼。

更让她苦恼的不止上述这些。每次月经前一周,王女士内裤上总会出现少量褐色分泌物,并伴有小腹部胀满坠痛,而且这段时间内她还容易上火,情绪烦躁、牙龈发炎出血、大便干结难解等,这种状态会一直持续到月经来潮。

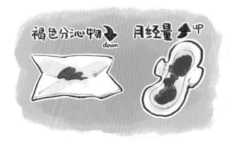
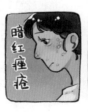

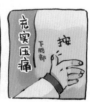

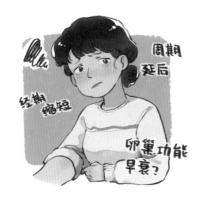

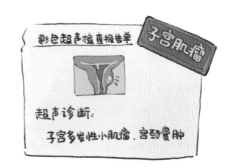

　　去妇科就诊，内分泌检查没有异常，B超检查提示：子宫多发性小肌瘤，较大者约1.2厘米×0.9厘米；宫颈多发囊肿。妇科医生建议她定期观察，如果肌瘤、囊肿增大，再进行手术。发现了肌瘤，却要等到它变得更严重后才解决，这让王女士既失望又无奈。

　　王女士的性格开朗直爽，快言快语。来我这里就诊时，她边笑边问我："难道我就这么等着上手术台？包医生，你先帮我治治这个烦人的经前分泌物吧。"

　　王女士身材中等，头发浓密，脸色偏黄暗有油光，唇色暗红，淡黑色的眼袋隐约可见，舌底静脉瘀紫，扩张明显。腹诊检查，她的左侧小腹部有明显的充实感。这是热瘀互结证，我沉思片刻，给出了处方：桂枝15克，茯苓15克，桃仁15克，丹皮15克，赤芍15克，黄连5克，黄芩15克，制大黄10克，䗪虫5克。14剂。

　　服药二个月后，王女士的月经开始正常起来，周期恢复为30天左右，月经量也有增多，经前小腹坠痛消失，褐色出血减为2天，月经前期的上火症状消失。B超复查子宫肌瘤无增大，服药半年，基本正常，遂自行停服。后时有月经延期现象，则再次求诊，复用此方则再次取效。

为什么用桂枝茯苓丸

我给王女士开出的处方,是三张经方合用,分别是桂枝茯苓丸、下瘀血汤、泻心汤,虽然方名众多,但药味简单,仅为九味。这个经方组合中的核心,就是桂枝茯苓丸。

桂枝茯苓丸最早收录在张仲景《金匮要略·妇人杂病篇》,它的经典方证:"妇人素有癥病,经断未及三月,而得漏下不止,胎动在脐上者。"条文中的"癥病",在古代是指腹中结硬块的病症,结合现代医学来理解,在女性子宫、卵巢等部位出现肌瘤、囊肿等异常增生组织,往往伴有月经量及周期等异常,都可以看作是"癥病"的范畴。

用桂枝茯苓丸,还要关注体质特征。典型的桂枝茯苓丸人,其面暗红粗糙,或黑眼圈,或痤疮、紫红结节,或酒糟鼻。其唇舌暗紫,或舌底静脉充盈迂曲。其下肢皮肤干燥,或静脉曲张,或水肿,或感觉异常。其下腹充实压痛,易患便秘。

桂枝茯苓丸体质就是瘀血质。桂枝茯苓丸具有活血化瘀功效,现代研究也发现,它具有降低血液黏度、扩张微血管管径、改善微循环的作用。

教科书中的瘀血证,是对临床典型特征的归纳总结,然而真正的临床则复杂得多。使用桂枝茯苓丸时,大多根据不同的病症,合用经方。王女士的案例就属于瘀血证与热证的兼夹状态。根据其褐色分泌物淋漓不尽、小腹坠痛等表现,为"腹中有干血、经水不利"的下瘀血汤证,故而加入一味䗪虫,增强活血化瘀作用。王女士的毛发浓密,面油,易牙龈出血、便秘、情绪烦躁等,均提示其热性体质无疑,因此方中加入黄连、黄芩、制大黄,合用泻心汤,起清热泻火、助凉血止血之功效。三方合用,疗效满意。

人群特征:面色暗、黑眼圈、皮肤糙

适用桂枝茯苓丸的瘀血体质,有以下几个特点。

头面部特征:面色潮红或暗红,或眼圈发黑;面部皮肤粗糙发硬,或痤疮紫红,或鼻翼口唇周围暗红;唇舌暗紫,或舌底静脉充盈迂曲等。

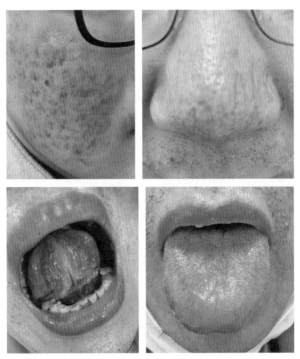

下肢表现:下肢皮肤干燥起鳞屑,或静脉曲张,或下肢水肿或唯独脚肿,或皮肤溃疡,或易生冻疮,或足底龟裂、多鸡眼。小腿抽筋疼痛,不能久行,或下肢发冷麻木。

下腹部表现:按压下腹部充实或疼痛,脐两侧尤以左侧下腹有压痛;易腰腿痛,或腹股沟疼痛,易患便秘、痔疮、阑尾炎、盆腔炎、前列腺肥大等。

情绪异常表现:其人如狂,易头昏头痛、失眠,易烦躁、发怒、情绪易激动;其人善忘,易记忆力下降,思维迟钝,语言謇涩。

以下病症符合上述人群特征者可以考虑使用本方。

1. 以月经淋漓不尽为表现的妇科疾病,如产后恶露不尽、胎盘残留。

2. 以腹痛为表现的妇科疾病,如痛经、子宫内膜异位症、子宫腺肌病、慢性盆腔炎、慢性附件炎等。

3. 以肿块、闭经为表现的妇科疾病,如卵巢囊肿、纳氏囊肿、子宫肌瘤、多囊卵巢综合征、卵巢早衰等。

4. 以胸闷气喘为表现的疾病,如支气管哮喘、慢性阻塞性肺病(COPD)、肺动脉高压、胸膜炎、胸腔积液等。

5. 以血黏为特征的疾病,如糖尿病、高血压、高脂血症、脑梗、心肌梗死、下肢深静脉血栓、经济舱综合征等。

6. 以便秘为表现的肾病,如急慢性肾功能不全、慢性肾病、糖尿病肾病等。

7. 伴有便秘、腰痛的肛肠病,如痔疮、肛裂、习惯性便秘等。

8. 以局部紫暗为表现的面部慢性感染性疾病,如痤疮、酒糟鼻、麦粒肿、毛囊炎等。

9. 以皮肤干燥脱屑为特征的疾病,如银屑病、脱发等。

10. 以腰腿痛、行走困难为表现的骨关节疾病,如腰椎间盘突出、坐骨神经痛、骨关节炎等。

11. 以腰痛、便秘为表现的男科疾病,如前列腺增生、精索静脉曲张、阳痿等。

12. 以下肢疼痛水肿溃疡为表现的疾病，如糖尿病足、下肢溃疡、静脉曲张等。

本方为古代的下死胎方，经典的活血化瘀方，具有降低血液黏度、降血脂、抑制动脉粥样硬化形成、扩张微血管管径、改善微循环的作用，并能调节性激素的分泌，促进排卵，抑制前列腺增生，改善肾功能和肾脏病理变化等。本方适用于一种体内有瘀血的实性体质，以面色暗红、皮肤粗糙干燥、少腹部充实疼痛为客观指征，与许多疾病交叉。适用人群以成年人居多，中老年人更多。面证、腹证、腿证、精神证四大证，但见一二证即可，不必悉具。

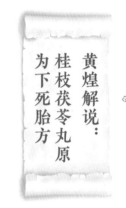

黄煌解说：桂枝茯苓丸原为下死胎方

巧用桂枝茯苓丸

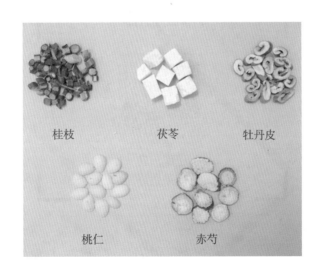

桂枝　　　　茯苓　　　　牡丹皮

桃仁　　　　赤芍

经典配方:桂枝、茯苓、牡丹皮、芍药、桃仁各等分。上五味,末之,炼蜜和丸,如兔屎大,每日食前服一丸。不知,加至三丸。(《金匮要略》)

推荐处方:桂枝、茯苓、赤芍、牡丹皮、桃仁各 15 克。以水 800 毫升,煮取汤液 300 毫升,分 2～3 次温服。也可按照传统做成丸,或装胶囊服用(桂枝改肉桂)。汤剂见效相对快一些,丸剂服用更方便,容易坚持,便于一些慢性病患者长期服用。

中成药:目前以原方为基本方的中成药制剂有桂枝茯苓胶囊,生产厂家众多,建议以药品说明书参考服用。

注意事项:

1. 月经过多或凝血机制障碍者慎用或忌用。同时服用华法林、阿司匹林等抗凝剂者宜减少本方的用量。

2. 部分患者药后可出现腹泻,可减少服用量或在餐后服。

3. 孕妇慎用或忌用。

煎药方法

正确煎药
效果更好

二十、妇科美容方

温经汤

经方故事:更年期失眠、月经不调

梁女士又来复诊了。她开心地告诉我,现在入睡时间缩短,睡眠质量好,几乎不需要安眠药助眠了;而且,近几个月的例假竟然正常了。看到精神饱满、脸色红润的她,我很高兴。

梁女士的失眠已经有好多年了,一直靠服用劳拉西泮来维持,一旦停药,则失眠加剧。近半年,入睡困难的问题更严重了,经常辗转反侧两个小时以上也睡不着;好不容易入睡后,也睡不深,易醒梦多。精神心理科医生给她增加了药量,也未见好转。在闺蜜的推荐下,来找我开方。

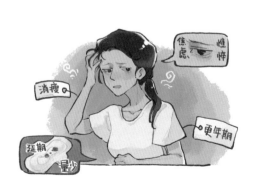
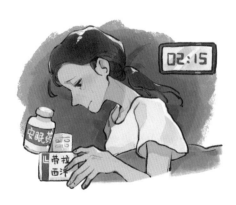

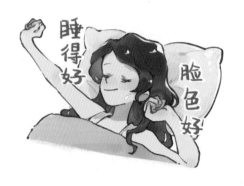

梁女士告诉我，夜间睡不好，白天无精打采，特别到了下午，整个人都不在状态，严重影响工作和生活。她那病恹恹的眼神里，透露出被失眠折磨的焦虑。这类患者在门诊经常看到，我不假思索，很快就给她开出了我常用于中老年女性"虚烦不得眠"的酸枣仁汤加百合：酸枣仁 20 克，川芎 10 克，知母 15 克，茯神 20 克，炙甘草 15 克，百合 30 克。七剂。一周后复诊，梁女士反馈睡眠没能改善。

虚弱的身体夹杂情绪的焦虑，体质状态判断无误，为何无效？

我开始凝神静思，重新寻找方证相应的要点。

这时梁女士补充说，已经延迟一个月的月经昨日复来，但是经量很少。追问月经史：月经周期紊乱、月经量减少已大半年。

梁女士今年 49 岁，身高 162 厘米，体重只有 44 千克，面色黄暗、缺乏光泽，神情憔悴，唇舌暗淡，脉细弱。

我猛然醒悟，更年期女性、月经延期、疲倦憔悴、失眠，这不正是温经汤证吗！遂换方：吴茱萸 5 克，桂枝、生白芍、生姜、炙甘草、人参各 10 克，麦门冬 20 克，姜半夏、当归、川芎各 10 克，阿胶珠 6 克，牡丹皮 10 克。七剂。

服药一周后，梁女士复诊反馈，果然收效。效不更方，原方继续服用。

经典的调经与美容专方

温经汤是古代的妇科专方，是经典的调经方与美容方，有类雌激素样作用。温经汤首见张仲景的《金匮要略·妇人杂病》:"妇人年五十所,病下利数十日不止,暮即发热,少腹里急,腹满,手掌烦热,唇口干燥,何也?师曰:此病属带下。何以故?曾经半产,瘀血在少腹不去,何以知之?其证唇口干燥,故知之。当以温经汤主之……亦主妇人少腹寒,久不受胎;兼取崩中去血,或月水来过多,及至期不来。"

原文中的"月水来过多,及至期不来"描述的就是围绝经期女性的月经问题,有月经周期的稀发,或闭经;有经量的偏少,或过多,甚至崩漏不止。患者在月经出现异常的同时,多伴有疲劳、失眠、烦躁、身体发热感、性欲下降等症状。温经汤证女人大多身体消瘦、嘴唇干燥易裂、手足掌部皮肤干枯脱皮、时有小腹部不适。

梁女士虽以失眠为主诉,但她的消瘦疲倦、月经紊乱等症状,已是温经汤证无疑。只是首诊的梁女士在我眼中是情绪焦虑的"虚烦不得眠"人,只想着以既往的治疗经验用酸枣仁、茯苓安神,用百合、知母除烦,却忽略了她的更年期综合征。

根据中医学理论,月经周期节律有序、经量的正常,需要体内脏腑功能协调、阴阳气血调和。《素问·离合真邪论篇》:"天地温和,则经水安静,天寒地冻,则经水凝泣……"提示女性月经在机体气血温和的条件下,方能呈现稳定的周期与经量。而此方作用关键在对气的温煦、血的濡养,从而治疗妇女月经、产后等疾病,故名"温经汤"。

人群特征:枯瘦苍老、口唇干裂

此方的适用人群,以女性为多,她们有以下几个体质特点。

枯瘦的体形:身材中等或消瘦,大多无水肿;由于皮下脂肪与胶原蛋白的缺少,皮肤松弛苍白、变薄如透明,缺乏光泽;毛发细软、发黄、干枯、易脱落,有的女性的小腿几乎无毛;腹壁肌肉菲薄无力,按压柔软。若体形肥满壮实,面色红润者慎用。

干裂的口唇:温经汤女人的嘴唇多干瘪且不红润,或伴有疼痛,或有局部的热感,或有脱皮毛刺,或有干裂出血,或有慢性唇炎病史。

苍老的手足:她们的手掌与脚掌干燥粗糙,或有毛刺,易起裂口或干裂出血,或掌面布满老茧如同体力劳动者艰辛的手掌,或有局部的发热感等。

异常的月经:月经周期出现紊乱,以月经稀发为多,或闭经,或不规则阴道出血;月经量少居多,色淡或黑色;或痛经,或难以怀孕,或易于流产。

疲倦的身体:温经汤证女人的身体疲劳感明显,易腰痛膝软,易在午后出现面部或身体阵发性的烘热感;易失眠、烦躁、头痛、性欲低下等。

以下病症符合上述人群特征者可以考虑使用本方。

1. 以闭经为表现的疾病,如闭经、子宫发育不全、不孕症等。

2. 以子宫出血为表现的疾病,如习惯性流产、功能性子宫出血等。

3. 更年期妇女出现的不明原因的消瘦或反复腹泻、食欲不振、唇口手掌干枯、失眠等。

4. 伴月经量少色淡、局部皮肤干等表现的痤疮、湿疹、指掌角化症、唇炎、脱发等。

本方适用于女性的一种虚性体质，以月经量少、憔悴或消瘦为特征，大多有产后大出血、过度生育或流产，或过早作子宫切除，或长期腹泻等既往史，或久病，或营养不良，或绝经年老。

服用温经汤后，宜多食胶原蛋白类食品，如猪蹄、羊肉、牛肉、牛筋、鸭爪、鸭翅等。

温经汤可熬膏服用。为方便服用，可加进鹿角胶、红枣、蜂蜜、冰糖等浓煎收膏，也是女性冬令进补的保健品。

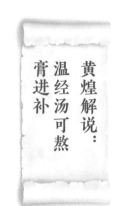

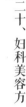

巧用温经汤

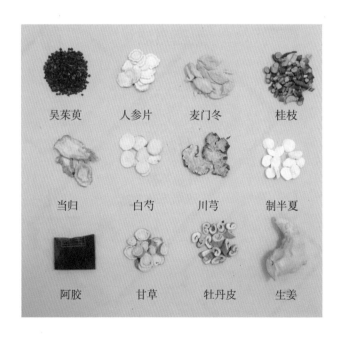

吴茱萸	人参片	麦门冬	桂枝
当归	白芍	川芎	制半夏
阿胶	甘草	牡丹皮	生姜

经典配方：吴茱萸三两，当归、川芎、芍药各二两，人参、桂枝、阿

胶、牡丹皮去心、生姜、甘草各二两,半夏半升,麦门冬一升去心。上十二味,以水一斗,煮取三升,分温三服。(《金匮要略》)

推荐处方:吴茱萸5克,人参10克或党参15克,麦门冬20克,制半夏10克,炙甘草10克,桂枝10克或肉桂5克,白芍10克,当归10克,川芎10克,牡丹皮10克,阿胶10克,生姜15克或干姜5克,或加入红枣30克。以水1000毫升,煮取汤液300毫升,化入阿胶,分2~3次温服。

中成药:目前以原方为基本方的中成药制剂有温经养血合剂,建议以各药品说明书服用剂量及方法为准。

注意事项:体形肥满壮实、面色红润者慎用;子宫肌瘤或乳腺小叶增生者慎用;月经量多、色鲜红者慎用。

煎药方法

正确煎药
效果更好

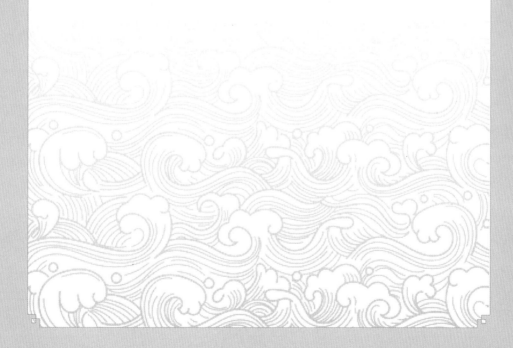

老年人常用经方

二十一、"红苹果"体质调养方

大柴胡汤

经方故事:"肚里没好货"的老奶奶

2021年1月15日,75岁的谢奶奶坐了近2小时的公交车来复诊。她面带笑容,步伐稳健地走进诊室,这和之前拄着拐杖、走路颤颤巍巍的她,简直判若两人。

2个月前,谢奶奶来初诊。起因是2020年上半年的一次意外跌倒,谢奶奶进行了右侧膝关节手术,术后关节腔内积液一直不能彻底消除,膝关节又肿又痛,导致她必须借助拐杖才能勉强行走,手中的拐杖简直就是她的第三条腿了。

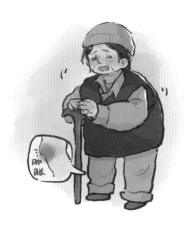

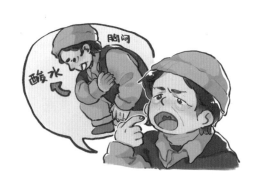

谢奶奶除了腿脚不利索，还有很多毛病。

因为从小家庭困难，又经历饥荒年代，谢奶奶的胃老早就落下了病根，饿了难受，稍微多吃点更难受。医生诊断为"胃炎、胃食管反流、幽门螺杆菌感染"。

最近几年来，她的胃病更严重了，从咽喉往下的食管都有烧灼感。谢奶奶一边用手指着喉咙，一边烦躁地说："有时做个下蹲动作，酸水就冒到喉咙口，导致胸闷难受很久。"

谢奶奶拿出最近两年的体检报告：高血压、脑梗死、脂肪肝、肝肾囊肿、甲状腺结节、颈动脉斑块、慢性鼻炎等，一串串病名简直目不暇接。她自嘲道："我现在就是绣花枕头稻草心——肚里没好货。"

黄煌领学中医　生活中的传世经方

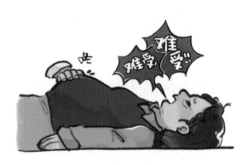

谢奶奶身高155厘米，体重却有66千克，体态富贵，气色不错。她的毛发浓密，大圆脸上油光可鉴；面宽、肩膀宽、胸背部又厚又宽；口气很重，舌暗红，黄腻苔。

她肚大腰圆，平躺在诊疗床上，腹部依然高高隆起，胃脘部饱满充实。我的手刚放上去，她就连声说难受，轻轻一拍，"咚咚"作响。

"肚子里面有很多的气！"

"对，对，对！"谢奶奶连声附和，"平时肚子胀胀的，打嗝多，还便秘。"

谢奶奶的体貌特征，就是恩师黄煌先生笔下典型的"大柴胡汤老奶奶"。

我给她开出的处方，就是大柴胡汤加味：柴胡25克，黄芩、姜半夏、枳壳、芍药各 15 克,制大黄 5 克,生姜 15 克,红枣 20 克,黄连 5 克,黄柏 10 克,牛膝 20 克。七剂。

一周后复诊,谢奶奶的反酸明显减少,下蹲时也不再有酸水往喉咙冒了。服药 1 个月,反酸消失,口气也很少了,原本厚腻的舌苔变得干净。连续服药 2 个月后,谢奶奶发现膝关节疼痛逐渐好转,不用拐杖也能走路了,磁共振复查提示"关节腔内积液变少"。

复诊结束,谢奶奶用浓浓的宁波口音称赞道:"包医桑,侬个中药还可以减肥啊! 我的体重也下降了,大嘎(大家)都说我变得年轻啦,谢谢侬!"

治宿食、调体质,屡屡奏效

我给谢奶奶开的大柴胡汤,是我在门诊上用得极多、屡屡奏效的一张经典方。

大柴胡汤有清热通便、止吐止利、消胀除烦等功效。在医圣张仲景的《金匮要略》中,大柴胡汤是古代治疗宿食病的方,这是一种饮食不节制(吃撑了)导致胃胀、反酸、呕吐、腹泻等症状的疾病。宿食病患者,以上腹部按之满痛为临床表现特征。

大柴胡汤也是一张调理体质的好方,适用于实热性体质的人群(详见下文)。

谢奶奶的疾病不少,症状繁杂,涉及众多系统,若从病证入手,难免会陷入其中,迷失方向;若眉毛胡子一把抓,势必杂药叠加,虽多方合用,然其效难求!

面对病证繁杂、久治不效的患者,应及时调整诊疗思维,方可洞见症结。我用方人相应——从体质入手,确定谢奶奶为大柴胡汤证,方中加入黄连,寓意泻心汤,能抑制过多的胃酸分泌;针对其膝关节病变,加入清热利湿止痛的黄柏与牛膝。

人群特征:脸宽胸大肚儿突,苔厚口臭易发怒

适用此方的人群有三个特点:一、整个人像营养过剩的红苹果。面红油,肩宽脖子短,体肥肚圆如红苹果,喜食肉饮酒,多为实热体质。二、情绪烦躁易怒。情绪易激惹,不耐烦;面部表情严肃,一脸横肉,如金刚怒目。三、腹胀苔厚反流多。反流症状多,胃腹部胀满不适、嗳气反酸、口气重、舌苔黄厚等。

以下病症符合上述人群特征者可以考虑使用本方。

1. 以上腹部胀满疼痛为表现的疾病,如胰腺炎、胆囊炎、胆石症、胃食管反流症、胆汁反流性胃炎、食道裂孔疝、胃及十二指肠溃疡、厌食、消化不良等。

2. 以腹泻腹痛为表现的疾病,如肠易激综合征、胆囊切除术后腹泻、脂肪肝腹泻等。

3. 以便秘腹痛为表现的疾病,如肠梗阻(粘连性、麻痹性)、习惯性便秘等。

4. 以咳嗽气喘为表现,伴有上腹部胀满、反流的呼吸道疾病,如支气管哮喘、肺部感染、间质性肺炎等。

5. 以头痛、头昏、便秘为表现的疾病,如高血压、脑出血、高脂血症、肥胖症、脑萎缩、精神病、抑郁症、焦虑症、老年性痴呆等。

6. 以发热为表现的疾病,如感冒、流行性感冒、肺炎等。

巧用大柴胡汤

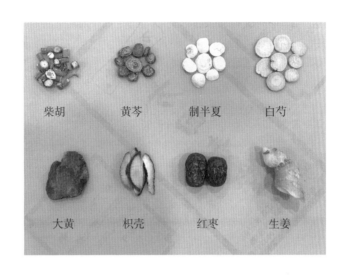

柴胡　　　黄芩　　　制半夏　　　白芍

大黄　　　枳壳　　　红枣　　　生姜

经典配方：柴胡半斤、黄芩三两、半夏半升、枳实四枚、芍药三两、大黄二两、生姜五两、大枣十二枚。上七味，以水一斗二升，煮取六升，去滓，再煎。温服一升，日三服。（《金匮要略》）

推荐处方：柴胡20～40克，黄芩15克，姜制半夏15克，枳壳20～40克，赤芍或白芍15克，大黄10克，生姜25克，红枣20克。以水1000毫升，煮取汤液300毫升，分2～3次温服。发热性疾病，柴胡需要大剂量。腹痛腹胀明显，枳壳需要大剂量，也可以枳实、枳壳同用。痉挛性腹痛，多用白芍；舌质紫暗多用赤芍。

注意事项：

1. 大柴胡汤宜加不宜减，最好用原方。

2. 大柴胡汤服法灵活。重病急症需要大剂量，慢性病调理体质可以小剂量。大剂量为一日进2～3剂，小剂量为每天半剂。服用时间以空腹为宜。调理方多在临睡前服。

3. 急症用生大黄,慢病调理用制大黄。

4. 大柴胡汤中有制大黄,但也能用于腹泻。虽腹泻,如有腹痛腹胀者,可照用大柴胡汤,药后反而可以止泻。另外,大便黏臭者,通常加黄连。

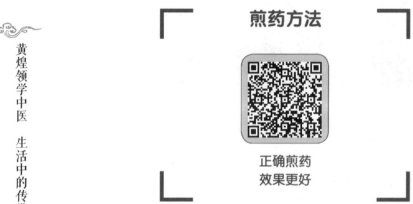

二十二、脑部血液循环促进方

桂枝加葛根汤

经方故事:退休高管的腔隙性脑梗死

2020 年 8 月 22 日上午的门诊,老黄夫妻俩开心地送来了锦旗,我更是发自内心地高兴,因为能用古老的经方帮助到他们。

老黄年近七旬,退休前是一家企业的高管。两年前,老黄得了"腔隙性脑梗死",经常感觉头部昏昏沉沉。一直在服药与康复治疗,磁共振复查提示"病灶稳定"。但让他苦恼的是,症状却在日益严重。刚开始头晕持续时间并不长,能自行缓解,但近半年来,头部昏沉感持续存在,还伴有阵发性的耳鸣、腰膝酸软等症状。这导致他整个人有飘忽感,行走不稳,原本喜欢做的家务,已经没有能力去做;外出办事,也需

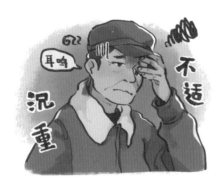

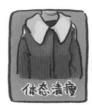

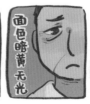

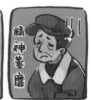

要有人陪同。这样的状态和退休前相比，令老黄非常沮丧，他感觉自己不仅丧失了社会价值，现在连尊严也没了。这种无形的挫败感，让老黄害怕遇到以前的同事朋友，他变得不爱出门，情绪也越来越低落。

翻看老黄的就诊记录，他有心律失常、糖尿病、低血压、颈椎病、前列腺肥大等病史。

老黄体态清瘦，面色黄暗无光泽，精神萎靡。他的舌质暗淡润泽，舌面干净；双手脉搏空大，重按则消失，属于弱脉。他的腹肌偏薄，用手掌按压肚脐周围，能明显感觉到腹主动脉搏动应手，这就是腹诊中的"脐跳"，多见于虚弱体质。

我的处方：葛根 35 克，桂枝 25 克，赤芍 20 克，白芍 20 克，炙甘草 10 克，生姜 40 克，红枣 20 克。每天 1 剂，14 剂。

半个月后，老黄来复诊，反馈头部昏沉感明显减轻，大便不再如干栗般难解，中药口感像姜茶，喝着舒服。他说起话来，中气明显比上一次足。

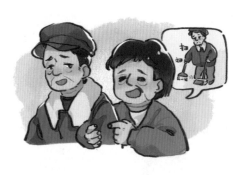

持续服用中药近半年，老黄的脸色变得红润，头晕耳鸣基本消失，一直偏低的血压也升至正常。身旁的老伴乐呵呵地说，老黄精气神恢复如常了，家务活又揽回去了。

先生的形象比喻："文弱书生"综合征

我为老黄开的处方，就是《伤寒论》中的"桂枝加葛根汤"，适用于一种以头晕头痛为表现的虚性体质。我在临床经常用此方治疗中老年人脑梗死及颈椎病导致的头晕、失眠等证。但并非所有的脑梗死、颈椎病患者都适用此方,用好此方的关键在于对患者的体质判定。本文中老黄的虚弱体质,在黄煌经方体系中归类于"桂枝体质",黄煌先生将此类体质特征形象地比喻为"文弱书生"。

桂枝加葛根汤的原文表述:"太阳病,项背强几几,反汗出恶风者,桂枝加葛根汤主之。"何为"项背强几几"? 这里的"几几"是象形字,形容像刚出生的小鸟的翅膀;"强几几"是指活动不灵活、僵硬。根据恩师黄煌先生的临床经验,"项背强"是一组症候群,表现为从后头部至后背的僵硬感、凝重感、酸痛感,有时范围可达到腰骶部,同时多伴有肩背部或腰腿活动受限;也可以表现为以头晕头痛、反应迟钝乃至听觉、视觉、嗅觉失灵等大脑以及五官功能改变的一系列综合性症状。

本方药物组成简洁,是在具有调和营卫、强壮之功效的桂枝汤中加入一味葛根。现代研究提示,桂枝加葛根汤能改善头面部供血,本文老黄的头部昏沉、耳鸣、低血压、弱脉等表现,大多是由血管硬化、供血不足所导致。

人群特征:消瘦、头晕头痛

此方的适用人群有以下几个特征。

体瘦面黄暗:体形中等消瘦的中老年人居多,面色苍白或黄暗或暗红。

唇舌偏暗紫:唇舌暗红或暗紫,颜色不鲜活,多提示血管硬化及供血不足。

头面颈背症状多:常有头晕头痛,或头项腰背拘急无力,或视物模糊,或耳鸣耳聋,甚至有思维迟钝、言语艰涩、失眠健忘等表现。

以下病症符合上述人群特征者可以考虑使用本方。

1. 以头痛头昏为表现的疾病,如高血压、脑梗死、脑供血不足、失眠等。

2. 以项背部拘急感为表现的疾病,如颈椎病、颈肩肌肉紧张综合征、腰椎病等。

巧用桂枝加葛根汤

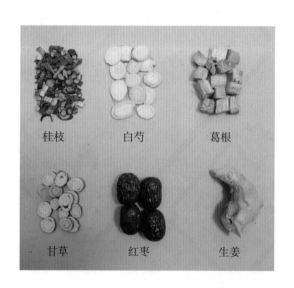

桂枝　　　白芍　　　葛根

甘草　　　红枣　　　生姜

经典配方:桂枝五两,生姜八两,甘草二两炙,葛根八两,芍药三两,大枣十二枚,右六味切,以水七升,煮取二升半,服八合,日三,温覆取汗。(《外台秘要》)

推荐处方:葛根40克,桂枝25克,白芍15克,炙甘草10克,生姜40克或干姜10克,红枣20克,以水1000毫升,取汤液450毫升,分3次温服。

注意事项：本方服后，少数人可能出现牙痛、饥饿感、头面部发热感等，只要原有症状改善，不必改方，减少服用量即可。

煎药方法

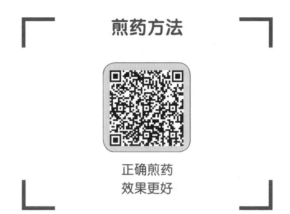

正确煎药
效果更好

二十三、"尊荣人"专方

黄芪桂枝五物汤

黄煌领学中医　生活中的传世经方

经方故事：盗汗不止的九旬"贾母"

"中药是前天下午送到的，服药才两天，出汗就少了，说明这药效果是好的。谢谢你！"11月25日的上午，林阿姨特地来告诉我，她91岁的小姑姐周奶奶服药后的情况。

林阿姨这个消息让我很高兴。没想到这张只有五味药的小方，止汗作用竟然如此神奇。

为盗汗所苦的周奶奶91岁高龄，是林阿姨爱人的姐姐。周奶奶住在杭州某高端敬老院，衣食住行都相当称心。但最近大半个月，每天凌晨四五点，就莫名其妙地上半身出汗，睡衣都汗湿。周阿姨平时身

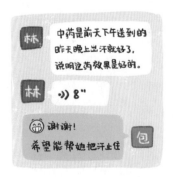

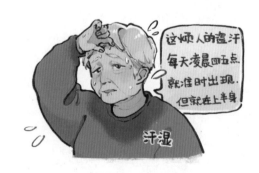

体好，没有明显的慢性病，敬老院医生开的止汗药吃了不少，但一直不见好转。后在林阿姨劝导下，于11月22日，家人驱车30公里，用2个小时穿越整个杭城，将年迈的周奶奶送到了我的面前。

耄耋之年的周奶奶身材臃肿，走路吃力，在外甥的搀扶下气喘吁吁地走进诊室。

周奶奶除了盗汗，余无所苦。盗汗病因是阴虚火旺？视其体胖无烦热，且前医滋阴敛汗乏效；是心血不足？其人神不疲，无心悸；是里热薰蒸？然大便通畅，舌苔不黄腻。

方证抓手在何处？

我想起了恩师黄煌先生的教诲：对病症治疗无效时，可尝试使用体质调理的方法入手。

于是，我把思路从常规的"盗汗"病中抽离出来，切换到了"看人"上来。

老人家一眼看去就像《红楼梦》中的贾母，面慈目善，面色黄中隐红，虽已九十有余，除了面部皮肤松弛外，几乎没多少皱纹。她乐呵呵地告诉我，除了盗汗影响睡眠外，其他一切都好。食欲好，吃啥啥香，大小便都好。旁边消瘦的林阿姨羡慕地说："她每天打牌看报，耳聪目明，脑子好使着呢。"

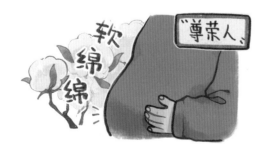

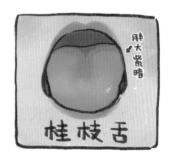

二十三、「尊荣人」专方 黄芪桂枝五物汤

我照例要做腹诊检查。在大家的搀扶下，周奶奶喘着气在诊疗床上躺下来，硕大的肚子摸上去柔软如棉花枕头，像是老奶奶用了好多年的旧橡胶热水袋。

此时，心中那张"尊荣人"体质的专方"黄芪桂枝五物汤"，确认无疑了。遂处原方：黄芪 30 克，桂枝、芍药各 15 克，生姜 20 克，红枣 30 克。七剂。服药第二天，盗汗就少了；第三天，困扰周奶奶的凌晨盗汗，就基本消失了，后再无复发。

先生总结的"黄芪体质"

我选择使用黄芪桂枝五物汤这张方，主要的着眼点，就是从体质入手，依据有三。

第一，周奶奶的体质容易出现黄芪证，也是适宜长期服用黄芪及其类方的体质类型。黄煌经方所说的"黄芪体质"，外观特征往往体形偏胖，精神疲惫，面色黄暗或暗红，缺乏光泽；肌肉松弛，皮肤缺乏弹性，湿润；面部及下肢多有水肿。《金匮要略》把这类体质的人命名为"尊荣人"。

第二，腹部软而应手，如同棉花枕头。黄芪体质的人群，做腹诊检查时大多腹部松软，腹肌萎缩而脂肪堆积，按之无抵抗感以及痛胀感。外观大腹便便，按压柔软如棉，很像一个盛水的皮囊。

第三，黄芪桂枝五物汤治疗的汗证，以中老年人、慢性疾病患者多见。

人群特征：黄芪肚、桂枝舌、芍药脚

适用此方的人群有以下几个特点。

黄芪肚：肌肉萎缩，皮肤松弛，颈部赘肉，尤其是腹大而松软，食欲旺盛但不耐饥饿。

桂枝舌：舌胖大紫暗，嘴唇暗。手掌鱼际暗红。面色暗红，或黄红隐隐。

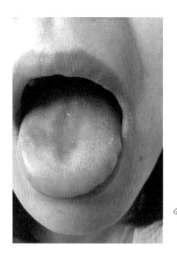

桂枝舌

芍药脚：下肢多有水肿，局部皮肤干燥发暗，走路疼痛，或易抽筋，或易感染或溃疡，或麻木不仁。手足指甲多黄厚。

脉无力：脉象无力，软弱，或细，或迟，或沉，或空大而弦。

易虚汗：易自汗，并易乏力、头晕、气短，饥饿时、运动后症状加重。

易患心脑血管病：易患糖尿病、冠心病、高血压、脑梗、心肌梗死等；骨关节病、肥胖、肾炎、贫血等也常见。

以下病症符合上述人群特征者可以考虑使用本方。

1. 有肢体麻木表现的疾病，如糖尿病、冠心病、心绞痛、高血压、脑梗、中风后遗症、颈椎病、椎基底动脉供血不足、末梢神经炎、糖尿病性周围神经炎等。

2. 有关节疼痛表现的疾病，如腰椎间盘脱出、颈椎病、骨质增生症、肩周炎、坐骨神经痛、变形性关节炎。

3. 有水肿表现的疾病，如肥胖症、高脂血症、慢性肾炎、肾病综合征、肾功能不全、尿毒症、贫血等。

黄芪桂枝五物汤是古代血痹病的专方,传统的补气活血方,具有改善心脑供血以及微循环、增强免疫等作用。本方适用于一种以肢体麻木、水肿、疲劳为临床特征的虚性体质,大多伴有代谢紊乱并有血管病变。老年人多见,糖尿病患者多见。

本方具有扩张重要脏器血管、消除血栓、参与免疫调节等多种功效,是心脑肾血管的保护剂,适合有该方证的老人常服。

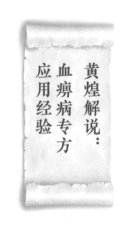

黄煌解说:血痹病专方应用经验

巧用黄芪桂枝五物汤

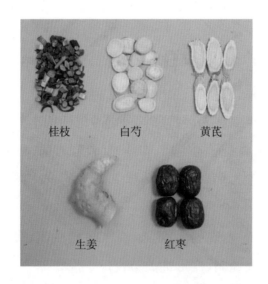

桂枝　　　白芍　　　黄芪

生姜　　　红枣

经典配方:黄芪、桂枝、芍药各三两,生姜六两,大枣十二枚。上五味,以水六升,煮取二升,温服七合,日三服。(《金匮要略》)

推荐处方:生黄芪 30～60 克,桂枝 10 克,肉桂 5 克,白芍 15 克,生姜 30 克或干姜 10 克,大枣 20 克。以水 900 毫升,煮取汤液 300 毫升,分 2～3 次温服。汤液微辣。

注意事项:

1. 黄芪大量使用,可以抑制食欲,一部分患者会发生腹部胀气及食欲不振,可减少用量。

2. 本方中生姜的作用不可忽视,原方用量达到六两,为黄芪、芍药、桂枝的二倍。生姜可以促进周围血液循环,服后全身温暖,引起发汗,能够祛风散寒、通血痹。同时提示服药后应注意保暖,并服用姜汤。

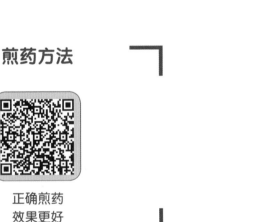

煎药方法

正确煎药
效果更好

二十四、老年人的通便良方

麻子仁丸

黄煌领学中医　生活中的传世经方

经方故事:直肠肿瘤术后习惯性便秘

2022年2月17日,周四上午的门诊,第一个推门进来的是位身着红衣的老奶奶。刚坐下来,她就拷问起我的记忆力来。

"包医生,你还记得我吗?"

"呃……"

她见我一下没反应过来,就赶紧用手指指自己的肚子说道:"我就是去年年底,到你这里来开通便中药的那个……"

哦,我看着那双似曾相识的大眼睛,猛地记起那位紧皱着眉头,因便秘来求诊的高龄直肠癌患者。

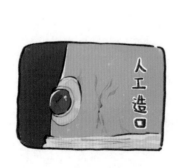

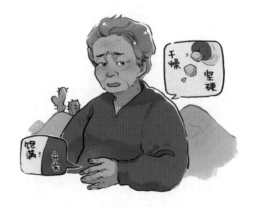

这位老奶奶,82 岁,八年前因为直肠恶性肿瘤,医生给她做了根治手术,并在腹壁做了人工肛门。从此,她的大便改道而行。每次大便后的清理工作非常繁琐,但老奶奶认真仔细地护理,加上饮食起居规律,八年来并未给她造成特别大的困扰。

但最近一个月,老奶奶的大便变得干燥起来,医生见其肿瘤术后日久,加之年老体弱,辨证为气虚便秘,开了一些黄芪党参等滋补类药物。但老奶奶服药后大便却变得越来越干,有时从人工造口清理出来的大便坚硬得像一块块石头,一不小心还会导致造口处出血,整个肚子时常有胀气感和灼热感。老奶奶又遵从医嘱,增加了饮水量,但除了小便次数增多以外,便秘依然,这让老奶奶感到极其困惑,"为什么水不到肠子里去? 都从我的小便里走掉了呢?"这样的状态给她的日常生活带来很大不便。

老奶奶是在 2021 年 11 月 26 日第一次到我的诊室。

虽然老奶奶恶性肿瘤病史已有八年,但她的身体状况不错,尤其是那双有神采的大眼睛,给我留下深刻的印象。便秘困扰日久,但她的食欲却没有受到影响,饮食如常。

她的声音响亮,语速快,言语间不时地眉头紧皱,看上去有点焦虑。她的双手温热,脉象滑数有力,暗红舌,薄腻苔。腹部摸上去饱满、充实。

这一切都提示她的体质并不虚弱,相反,她的状态应属于《伤寒论》中条文所言的"胃气强"!

遂按医圣张仲景思路处方,予以麻子仁丸原方,改为汤剂:麻仁、白芍各 30 克,杏仁、制大黄、枳实各 15 克,厚朴 30 克。三剂。嘱咐服完复诊。

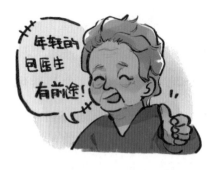

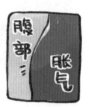

老奶奶的复诊有些姗姗来迟,是在服药后 80 天。她反馈说,上次服用了三天的中药,大便就恢复正常了。最近又出现便秘,才再来就诊。

这次她的病情与上次如出一辙,我的方也不变,还是三剂。三天后,老奶奶如约复诊,喜告这次中药效果跟上次一样好! 大便又正常了。我将中药汤剂换为服用方便的中成药:麻仁丸,建议她日常隔三差五间断服用,以确保大便通畅。

临走前,老奶奶竖起大拇指说:"年轻的包医生,有前途!"

人群特征:胃气强、食欲好、便干结

我给老奶奶开具的"麻子仁丸",是医圣张仲景用在习惯性便秘上的一张良方。在《伤寒论》中,对此方应用记录条文为:"趺阳脉浮而涩,浮则胃气强,涩则小便数,浮涩相搏,大便则硬,其脾为约,麻子仁丸主之。"

条文中关键的词语"胃气强",也就是我对老奶奶处方用药的方证抓手。医圣以脉象确定胃气强,并未记录过多的临床症状。参考我国历代医家、日本近代汉方家的临床实践经验,基本可以归纳出此类便秘患者大多有"胃肠中热"的一些表现:食欲尚可、容易汗出、小便频数、唇干口燥、腹部胀满等。

根据现代医学的参考文献,麻子仁丸被广泛用于习惯性便秘、产

后便秘、老年性便秘、肛肠手术后便秘预防等领域。

麻子仁丸中包含有大黄，属于攻下泻便之药，适用于肠热导致的大便干结，年老、术后等体弱之人不能常用，故《伤寒论》制为丸剂。在古典医籍中，丸即"缓"，为小剂量服用、缓慢发挥药效、巩固疗效之意，最为适合以上人群。

适用此方的人群大多是老年人，或手术后患者，或产后的孕妇，体力尚好，并无明显衰弱表现，虽然有便秘，但食欲并未受影响；平时容易出汗，唇干口燥，饮水多，小便多；腹部充实易胀气，舌苔偏厚腻，脉滑数。

以下病症符合上述人群特征者可以考虑使用本方。

1. 以腹胀、大便干结难出、数日一解为表现的习惯性便秘、产后便秘、老年性便秘。

2. 伴大便不畅、偏干等表现的神经性尿频、夜尿症、肾萎缩。

3. 产后、各类手术后便秘的预防。

巧用麻子仁丸

经典配方： 麻子仁二升，芍药半斤，枳实半斤（炙），大黄一斤（去皮），厚朴一尺（炙。去皮），杏仁一升（去皮尖。熬。别作脂）。上六味，蜜和丸，如梧桐子大。饮服十丸，日三服。渐加，以知为度。（《伤寒论》）

推荐处方： 麻仁 30 克，白

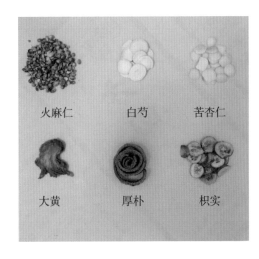

火麻仁　　　白芍　　　苦杏仁

大黄　　　厚朴　　　枳实

芍、炒枳实、杏仁各 10 克,制大黄、厚朴各 15 克。以水 1000 毫升,煮取汤液 300 毫升,分 2～3 次温服。也可按照传统做成丸剂服用。

中成药:目前以原方为基本方的中成药制剂有麻仁丸及麻仁胶囊两种剂型,可供不同年龄段患者选择,建议以药品说明书服用剂量及方法为准。

注意事项:

1. 麻子仁丸汤剂的通便作用迅速且强,适合便秘日久、腹胀的患者。在大便通畅后,可以改为中成药丸剂,以维持药效。

2. 服用中成药麻仁丸时,初始宜小剂量服用,根据大便的通畅程度,可以采用逐渐加量的方式,达到预期的疗效。也可在疗效稳定后采用隔日服用的方法。

煎药方法

正确煎药
效果更好

二十五、老年男人虚劳病方

肾气丸

经方故事：水肿背后的难言之隐

一个多月前，鲁师傅偶然发现自己的双足踝关节有水肿，每到下午肿胀加剧，用力按压，会出现一个个明显的凹陷。俗话说"男子怕肿脚，女子怕肿头"，忧心忡忡的鲁师傅找到了自己的家庭医生。

是什么原因导致水肿？血检、尿检、其他各类检查均无异常。因鲁师傅常年服用的降压药（左旋氨氯地平片）有导致水肿的副作用，医生调整了用药，但是水肿依旧。

在家庭医生的推荐下，鲁师傅来到了我的经方门诊。

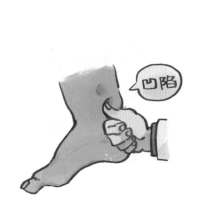

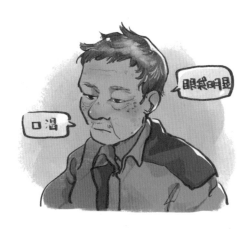

鲁师傅73岁，身材瘦长，脸色暗红，脸上布满了大大小小的老年斑，略秃的前额下，两个眼袋显得更为明显。

首次来诊时，我看他的舌体胖大润泽，腹软微汗，略口渴，于是先予五苓散，七剂，不效。复诊时，改用泽泻牡蛎散七剂，水肿依旧不减。

第三次来诊，鲁师傅小声告诉我，他有一个难言之隐，因为前列腺肥大，他的小便时常憋不住，有时候还会漏到裤子上，夜尿多达4次以上。

我凝神号脉，他的左手脉大，重按无力。我一下子醒悟：老年男性、小便不利、水肿、脉大，这是典型的肾气丸证！遂处方：肉桂、黑顺片（附子）各5克，生地黄40克，山萸肉、制山萸各20克，肉茯苓、牡丹皮、泽泻各15克。七剂。

一周后，鲁师傅复诊，下肢的水肿大减。继续服药两周，凹陷性水肿消失了，不再漏尿，夜尿减少为每晚1～2次。他又偷偷在我耳边说，消失了好几个月的性欲也回来了。

临走前，鲁师傅开心地说道："包主任，都说中医是慢郎中，我都准备好喝上三个月的中药了，真没想到，你的中药这么快就解决了我的难题。"

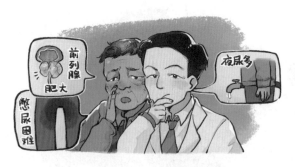
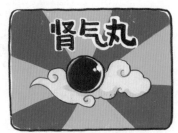

黄煌领学中医 生活中的传世经方

肾气丸证的共同症状：小便不利

我给鲁师傅用的"肾气丸"，出自《金匮要略》，在书中还有一个名称：八味肾气丸。

在张仲景的书中，肾气丸被罗列在虚劳病、消渴病的治疗选方中："虚劳腰痛，少腹拘急，小便不利者，八味肾气丸主之""男子消渴，小便反多，以饮一斗，小便一斗，肾气丸主之。"

什么是虚劳病？是机体随着年龄增长，或在疾病因素下，出现消耗过量的一系列表现。何为消渴病？是指出现口干舌燥、饮水不解、身体消瘦的疾病，类似现代的糖尿病。

从条文来看，肾气丸并没有治疗下肢水肿的功效，为何用在鲁师傅身上却有效？方证的关键，在于他的小便异常。

仲景在不同篇目中记载的肾气丸证都有个共同症状：小便不利。根据历代医家的经验，小便不利包括了多尿、小便不畅、尿潴留、尿频、小便少、水肿或腹水在内的诸多症状。显然，鲁师傅的下肢水肿、小便异常，都为脾肾阳虚、水液代谢障碍病因导致的不同表现，就是肾气丸证。

肾气，是中医学的名词，是肾精化生之气，也指肾脏的气化功能活动。肾气不足是指肾气亏虚，封藏功能减退导致的一系列虚弱症状。当肾精不足，气化失司，则腰膝、脑窍失去肾气滋养，可以出现腰膝酸软、头晕眼花、耳鸣、耳聋、神疲乏力等症状。肾气不足也会导致膀胱约束功能不足，出现小便频数清长、尿不尽、夜尿频多、遗尿、小便失禁等症状，同时伴有如气短、声音低微、少气懒言、乏力、自汗等气虚证的表现。

此方由干地黄、山药、山茱萸、泽泻、茯苓、牡丹皮、桂枝、附子组成，其主要功效是温补肾阳，肾气充盈，气化功能恢复，诸症得愈，故名

"肾气丸"。

人群特征：黑脸包公、红脸关公

肾气丸体质有鲜明的特征，他们往往是老年人，或属高龄人群，体重下降，肌肉出现萎缩，皮肤偏干枯，肤色暗黑，往往伴有听力下降、记忆力衰退等虚损表现。在他们的病历上，大多有着一大堆的慢性病名，随身的背包里往往带着一大堆胶囊药片。

肾气丸的适用人群有以下几个特点。

面黑红的"二公脸"：面色偏黑如包公，或面红如妆像关公，皮肤干燥松弛或有水肿貌，缺乏光泽。

小腹松软无力：脐腹部硕大而脐以下松软无力，或下腹部拘急不适感。上身大而下肢细。食欲旺盛。常见于中老年人。

上冲症状：易面红烘热，或心悸、脐跳，或胸闷，或头昏，或失眠，或口干舌燥，或气短。

下虚表现：易疲劳，常腰痛，足膝酸软无力、下半身发冷麻木；易小便频或尿失禁，或尿无力，或有水肿；或性功能低下。

脉硬舌嫩：脉象弦硬而空大，轻按即得。舌嫩、胖大满口，或嫩红，或暗淡，或无苔。

以下病症符合上述人群特征者可以考虑使用本方。

1. 以肾上腺功能减退为特征的疾病，如甲状腺功能减退症、醛固酮增多症、肾上腺皮质激素副作用。

2. 以水肿、腰痛为表现的疾病，如糖尿病肾病、慢性肾炎、肾病综合征、肾盂肾炎、肾结核、肾结石、输尿管结石、肝硬化腹水等。

3. 以尿频、尿无力、失禁为表现的疾病，如尿崩症、膀胱括约肌麻痹、神经性尿频、前列腺增生、产后水肿或尿闭、术后尿失禁、脊髓性尿潴留。

4. 以头晕眼花、耳鸣为表现的疾病,如高血压病、脑动脉硬化、白内障、青光眼、神经性耳鸣、耳聋等。

5. 以慢性咳喘为表现的疾病,如慢性支气管炎、支气管哮喘。

6. 中老年男性的性功能低下,如阳痿、遗精、早泄、弱精不育等。

7. 月经不调类疾病,如崩漏、功能性子宫出血、不孕症、滑胎等。

肾气丸的适用疾病,还有一种中国人特有的"肾虚综合征":其人面黄黑、水肿、反应迟钝、发育停止、生殖功能下降等。多见于甲状腺功能减退症、醛固酮增多症、尿崩症、肾上腺皮质激素副作用等内分泌机能失调性疾病。阳痿、早泄、性功能低下、死精弱精、闭经、流产、不孕等也可选用。此类患者在选用肾气丸时,不必拘于脸红或脸黑。

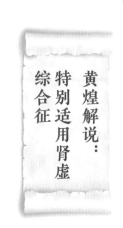

黄煌解说:特别适用肾虚综合征

本方加车前子15克、牛膝30克,名济生肾气丸,有调节膀胱内压力、改善糖代谢及神经功能等作用,能改善糖尿病患者的排尿障碍、发热感、性欲减退、阳痿、起立眩晕、腹泻、便秘等症状。晚期糖尿病,血糖控制欠佳,或消瘦干枯,多见夜渴,夜尿频而不畅,尿色清的患者尤其适用。

巧用肾气丸

经典配方: 干地黄八两,山药、山茱萸各四两,泽泻、牡丹皮、茯苓

各三两,桂枝、附子(炮)各一两。上八味末之,炼蜜和丸梧子大,酒下十五丸,加至二十五丸,日再服。(《金匮要略》)

干地黄,即熟地黄。桂枝,宜用肉桂。

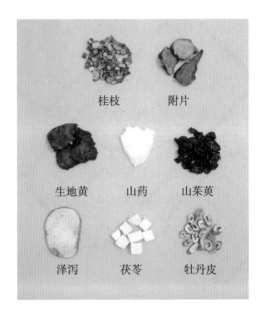

推荐处方:生地黄 20～40 克,山药、山萸肉、泽泻、牡丹皮、茯苓各 15 克,肉桂、制附子各 5 克。以水 1000 毫升,煮取汤液 300 毫升,分 2～3 次温服。可按原书比例做成蜜丸。

中成药:目前以肾气丸为原方的中成药名称是"桂附地黄丸"。建议以药品说明书服用剂量及方法为准。

煎药方法

正确煎药
效果更好

其他常用经方

二十六、治"心下痞"千年古方

半夏泻心汤

经方故事：老大姐反复发作的"老胃病"

元旦刚过，沈大姐就来复诊了，她开心地走进诊室，说"这难缠的老胃病，总算好了。"

沈大姐的胃病一直都有，反酸、腹胀是常事，但不严重。她去医院做胃镜检查，诊断有："慢性浅表性胃炎""胃窦糜烂""幽门螺杆菌感染"。杀菌抑酸等治疗后，症状会有好转，但饮食稍有不慎，必定会复发。一次是去年"三八妇女节"，几个老姐妹难得聚会，相约在西湖边聚餐。湖光山色、杯觥交错，沈大姐心情大好，不自觉地就喝多了。回家

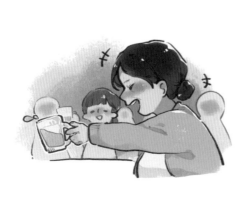

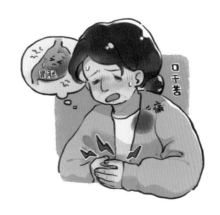

167

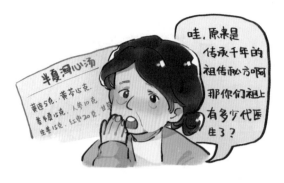

后不久,胃就闹起了情绪,上腹部又胀又堵,吃了一个多月的药才缓解。还有一次就在一个月前,单位聚餐应酬时不得已多喝了两杯,胃病再次发作,胃胀、胸口灼热隐痛、反酸、夜间口干苦、大便黏腻不爽。服药后一直没好转,经同事介绍来到了我的诊室。

沈大姐讲完她的这番痛楚后,皱着眉头问:"吃了那么多的药不见好,我的胃病是不是没得治了? 您有什么好的药方吗?"

沈大姐今年50岁,身高160厘米,体重65千克,微胖,体态丰腴,大眼睛里写满了焦虑。她的舌苔黄、黏腻满布,口气重。按压心下部位有饱满感,腹部柔软。

我的脑海中跳出了那首我熟悉的经方。于是不假思索,遂开一方,药味不多,共七味:黄连5克,黄芩15克,姜半夏15克,人参10克,生姜15克,红枣20克,甘草10克。14剂,每天一剂。嘱停服其他胃药。

"这张方真灵光! 服药第3天,胃部堵塞感就消失了!"半个月后来复诊的沈大姐开心地说。我发现她原本厚腻的舌苔变薄了,口气已不再如初诊时那般"浓郁"。

我正准备开复诊处方,沈大姐急急忙忙地说:"包医生,方子就不要动了,就用原来那张方,这方吃着舒服!"

临走前,沈大姐看着手中的处方好奇地问道:

"包医生,我看之前医生的药方都是20味以上,为什么你的药方只有7味药?"

"这就是简单的经方！是我们老祖宗传承千年的古典方，是一张古代治疗胃病的好方。"

"哇，原来是传承千年的祖传秘方啊！那你们祖上有多少代的医生了？"沈大姐惊讶的问题，惹得我和学生们忍不住地笑出了声。

"心下"部位其实是胃

我为沈大姐开的方，当然不是我家的祖传秘方，它是我国古代医生在治疗胃肠道疾病的实践中总结出来的，在后世临床反复验证有效的，传承千年的经典古方。这张只有7味药物的经方，首载于张仲景的《伤寒杂病论》书中，名为半夏泻心汤。

半夏泻心汤应用的经典原文："呕而肠鸣，心下痞者，半夏泻心汤主之。"寥寥数语，都是胃肠道炎症表现的高度概括。"呕"即恶心呕吐的意思，也有反酸、嗳气、干呕等表现，是中医的"胃气不和""胃气上逆"，也是现代医学的"胃食管反流综合征"。"肠鸣"是指胃肠蠕动出现水过气的声音。"心下痞"的表现有两种，如本文中的沈大姐，她既有主观的心下部位堵塞不适感，也有腹诊检查心下部位按压的胀满感。

为什么治疗心下痞、调理肠胃的专方，叫半夏泻心汤？古人认为，心下的部位在剑突下方，其实说的就是胃。方中半夏、干姜辛温除寒，黄连、黄芩苦寒清降，用辛开苦降的方法，泻去阻塞在心下位置的痞塞，还原脾胃通畅的功能，即为"泻心"之意；且方中半夏的用量最大，按仲景的命名习惯，故而称为"半夏泻心汤"。

有效抑制幽门螺杆菌

有关半夏泻心汤治疗胃炎的文献报道非常多，总有效率都在90%

以上。据我使用半夏泻心汤的经验来看,只要方对证,一般1～2周即可缓解胃部症状。我在临床中发现,对目前患病率很高的幽门螺杆菌感染,本方抑制其复发的疗效十分确切,治疗过程一般需要3个月左右。

需要强调的是,关于治疗幽门螺杆菌感染的胃病,中医的治疗思路与西医学有不同。中医的处方用药并不强调一味的杀菌治疗,多采用抑菌与调治胃肠道功能两种手段相结合。半夏泻心汤中的黄连、黄芩有苦寒清热的作用,能抑制幽门螺杆菌;人参、甘草、生姜、红枣等促进脾胃的功能恢复,从而减少幽门螺杆菌的复发。

人群特征:唇舌红,易溃疡,便黏溏

此方的适用人群有以下几个特点。

唇舌红、苔黄:营养状况较好,唇红,舌体较大,舌苔多厚腻或黄腻,口气重,青壮年患者较多。

溃疡:容易出现口腔黏膜溃疡,女性月经期溃疡多发或加重。

痞利:伴有消化道症状,如上腹部不适、饮食难以消化、恶心或呕吐、嗳气、烧心、反酸、腹部怕凉、脐下松软、肠鸣易腹泻,或晨起即泻,或大便黏滞不畅等。

烦热:焦虑倾向,大多伴有睡眠障碍;多情绪急躁,或心悸、早搏、胸闷等。

不良生活习惯:有酗酒、抽烟、熬夜的不良生活习惯。

以下病症符合上述人群特征者可以考虑使用本方。

1. 以上腹部满闷不适、恶心为表现的疾病,如胃炎、胃十二指肠溃疡、胆汁反流性胃炎、功能性胃病、慢性胆囊炎等。

2. 以腹泻为表现的疾病,如慢性肠炎、消化不良、肠易激综合征、醉酒呕吐或腹泻。

本方为古代治疗痞病的专方,传统的降逆和胃止呕除痞方。本方适用于一种伴有消化道炎症、黏膜糜烂、功能紊乱的热性体质。生活没有规律的成年人多见。

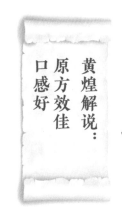

本方方证的病机是寒热错杂,中虚热结,只要是胃肠道疾病,虽舌红不忌干姜、半夏,虽舌淡不避黄芩、黄连。

尽量用原方,不仅有效,而且口感较好。

巧用半夏泻心汤

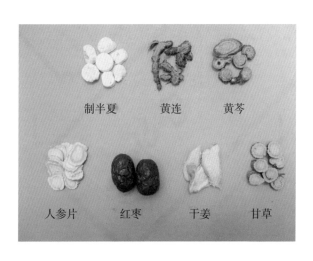

制半夏　　黄连　　黄芩

人参片　　红枣　　干姜　　甘草

经典配方:半夏半升,黄芩、干姜、人参、甘草(炙)各三两,黄连一两,大枣十二枚。上七味,以水一斗,煮取六升,去滓,再煎取三升,温

服一升,日三服。(《金匮要略》)

推荐处方:姜制半夏 15～25 克,黄芩 15 克,干姜 5～15 克,党参 15 克或人参 5～10 克,炙甘草 5～15 克,黄连 5 克,大枣 20 克。以水 1000 毫升,煮取汤液 300 毫升,分 2～3 次温服。

注意事项:

1. 贫血、极度消瘦、营养不良者的胃病慎用本方。

2. 胃痛持续,本方效果不明显者,需要明确诊断。

3. 方中黄连不宜超过 5 克,量过大会抑制食欲。

4. 方中干姜、人参、黄连、黄芩的量可以调整。舌红苔黄,黄连多;舌淡苔白干姜多;唇红咽红黄芩多;食欲不振人参多。

煎药方法

正确煎药
效果更好

黄煌领学中医 生活中的传世经方

二十七、经方抗抑郁

柴胡加龙骨牡蛎汤

经方故事：僵手僵脚的"皮影人"

2021 年 12 月 28 日，吴阿姨在老伴的搀扶下慢腾腾、小心翼翼地挪进了我的诊室。她得了一种"身体僵硬"的怪病。

吴阿姨今年 80 岁，三年前开始失眠，渐渐地出现了许多不适：胸闷、腹胀、便秘、腰背疼痛等。医院各个专科都跑遍了，最后的诊断是抑郁症。

这几年，吴阿姨吃的药不少，症状并没有多大改善。老伴发现她的活动能力在退化，变得越来越像个僵手僵脚的"皮影人"。吴阿姨的

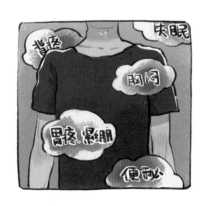

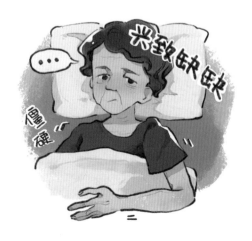

手脚没有了往常的灵活，非常僵硬，只能做点简单的家务活，以前最擅长的串珠活儿也不能做了。大部分时间，她都在床上躺着，没有睡着，也很少说话。

"别人是手无缚鸡之力，我连个萝卜也切不动，烧个蔬菜也得磨蹭一上午，袜子也要在老伴的帮忙下才能穿上。"吴阿姨面无表情地说着，好像痛苦的主角不是她自己。

吴阿姨身高 155 厘米，体重 45 千克，身材中等，面色黄，舌暗红苔薄腻，双手脉细且紧，腹肌紧张，脐跳。她就是恩师黄煌先生书中所描述的"抑郁的柴胡人！"

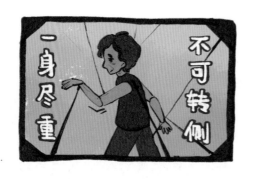

处方：柴胡加龙骨牡蛎汤。柴胡、黄芩、姜半夏、党参、茯苓各 15 克，桂枝、制大黄各 10 克，礞石、龙骨、牡蛎各 20 克，干姜 10 克，红枣 20 克，14 剂。

服药半个月后，吴阿姨的四肢僵硬有了改善。守方服用数月后，原本毫无表情的面具脸上也渐渐地出现了笑容，她的睡眠香了，做家务、行走的速度也有了明显提升。

虎年新春后，吴阿姨又来复诊。老伴开心地告诉我，吴阿姨的身体不适都没有了，亲戚朋友们都说吴阿姨的精神面貌好得像

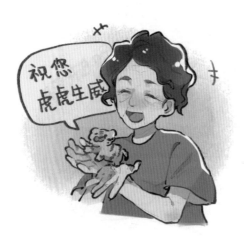

换了个人似的,这一切都是你的功劳,你的药真是灵光的!

吴阿姨特意给我带了一个她亲手制作的小老虎串珠挂件,笑眯眯地祝我虎年虎虎生威。

柴胡加龙骨牡蛎汤证表现:胸满、烦、惊、身重

柴胡加龙骨牡蛎汤是我在临床常用的一张经方,出自医圣张仲景的《伤寒论》:"伤寒八九日,下之,胸满,烦、惊,小便不利,谵语,一身尽重,不可转侧者,柴胡加龙骨牡蛎汤主之。"

从原文分析,这是一张古代医生针对患者出现了胸满、烦、惊、身重等表现,开具出的和解清热、镇惊安神功效的处方。现代研究发现,柴胡加龙骨牡蛎汤具有抗抑郁、改善焦虑情绪、镇静、安眠、抗癫痫等作用。

从原文记载的症状来看,柴胡加龙骨牡蛎汤方证中有患者的主观感受:胸满、烦、惊,用现代语言来描述,可以是胸闷、气短、焦虑、失眠、恐惧、惊恐、心慌等。

柴胡加龙骨牡蛎汤也有客观存在的异常表现:小便不利、谵语、一身尽重,不可转侧等。在这些表现中,值得我们重视的是描写最为传神的那句:"一身尽重,不可转侧。"根据恩师黄煌先生的经验,"一身尽重,不可转侧"是一组症候群,而非单个临床表现。在临床以疲乏、意欲低下、兴趣缺乏、肌肉僵硬、行动困难、反应迟钝、身体不灵活等表现为特点。吴阿姨的症状符合本方证特点。

人群特征:愁眉苦脸、内向拘谨

此方的适用人群有以下几个特点。

愁眉苦脸的柴胡脸：体格中等或壮实，长脸居多，眼裂狭长，单眼皮多，面色黄或白，缺乏光泽，表情淡漠，疲倦貌。

性格内向拘谨：自我评价差，叙述病情话语不多，语速慢。喜欢叙述病史。

痛苦主诉为多：就诊时以痛苦性的自觉症状为多，如睡眠障碍、思维障碍、疲劳感、怕冷、胸闷、惊恐、心悸、头昏、耳鸣、不安、便秘等，或有精神压力过大，或情感挫折等诱因。

胸胁苦满、脐悸动：两胁下按之有抵抗感或僵硬感，缺乏弹性，腹主动脉搏动明显。心率多偏快。常自觉心悸心慌，或有气上冲咽喉感，伴有恐惧、焦虑不安等情绪。

舌苔厚：舌苔黄或厚，伴有便秘、口臭等。

脑病多：如癫痫、抑郁症、精神分裂症、帕金森病等。发病多在秋冬季。成年人多见，中老年人多见。

以下病症符合上述人群特征者可以考虑使用本方。

1. 以抑郁为表现的疾病，如抑郁症、恐惧症、神经性耳聋、高血压病、脑动脉硬化症等。

2. 以精神障碍为表现的疾病，如精神分裂症、老年性痴呆、脑萎缩、小儿大脑发育不良等。

3. 以动作迟缓、抽动震颤为表现的疾病，如帕金森病、脑损伤、癫痫、小儿多动症、小儿脑瘫等。

4. 伴有睡眠障碍的性功能障碍、闭经、更年期综合征、肠易激综合征、脱发、痤疮等。

5. 以惊恐、动悸为表现的心律不齐、心脏神经症、房颤、早搏等。

柴胡加龙骨牡蛎汤是古代的精神神经心理病用方,传统的安神定惊解郁方,具有抗抑郁、改善焦虑情绪、镇静、安眠、抗癫痫等作用,适用于以胸满、烦、惊、身重为特征的疾病。

本方是抑郁症的常用方。抑郁症的意欲低下和疲劳相当于"一身尽重,不可转侧";抑郁症的焦虑相当于"胸满烦惊"。本方能改善睡眠质量,减轻疲劳感,提高意欲,消除惊恐不安感。

柴胡加龙骨牡蛎汤的方证病机是郁热在里,有痰有风,心神不安。

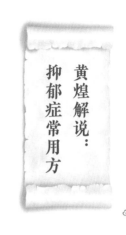

巧用柴胡加龙骨牡蛎汤

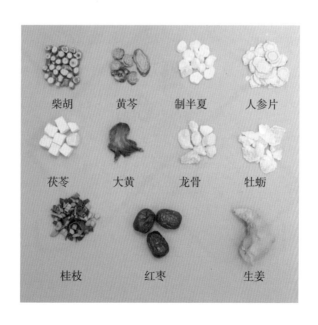

柴胡	黄芩	制半夏	人参片
茯苓	大黄	龙骨	牡蛎
桂枝	红枣	生姜	

经典配方：柴胡四两,黄芩、人参、桂枝、茯苓各一两半,半夏二合半,大黄二两,龙骨一两半,牡蛎、生姜各一两半,大枣六枚,铅丹一两半。上十二味,以水八升,煮取四升,纳大黄,切如棋子,更煮一两沸,去滓。温服一升。(《伤寒论》)

推荐处方：柴胡15克,黄芩10克,姜半夏15克,党参10克,茯苓、桂枝各15克,制大黄10克,龙骨、牡蛎各15克,干姜5克,红枣20克。以水1100毫升,煮沸后调文火再煎煮30～40分钟,取汤液300毫升,分2～3次温服。(铅丹不用。如果是癫痫,可用礞石替代;精神分裂症狂躁者,可用生铁落替代;头痛、多汗、口渴者,可以用生石膏替代)。

注意事项：

1. 有些患者服药后会出现腹泻腹痛,停药后即可缓解。

2. 大黄的用法应根据患者具体情况做调整。便秘用生大黄10克以上。消瘦、食欲不振或腹泻者,去大黄,加甘草。

煎药方法

正确煎药
效果更好

二十八、颈椎病特效方

葛根汤

经方故事：我受寒后脖子僵硬酸胀

春寒料峭,乍暖还寒。一周紧张的工作后,去健身房游完泳回到家,我感觉有轻微的头痛和怕冷,喷嚏一个接一个,带出不少的清水鼻涕。我赶紧加了件衣服,泡了壶热茶,寻思着大概是受了点寒凉。

身体在疲劳状态下,自愈能力是会下降的。果不其然,接下来的几天,只要有少许的冷风,我就感到寒意袭背,从后脑勺到肩胛部位,出现了持续的酸痛僵硬,时不时地需要伸伸脖子、敲敲背部来舒缓。这样的状态持续了近一周,丝毫没有好转的迹象。看来是熬不过去了,我给自己开出了"葛根汤"的处方。

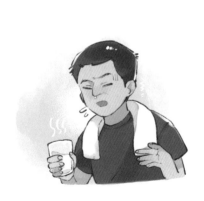

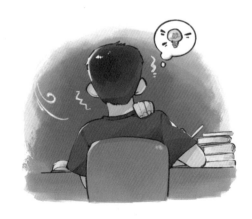

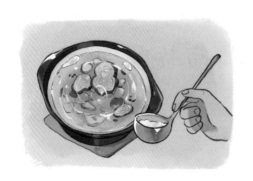
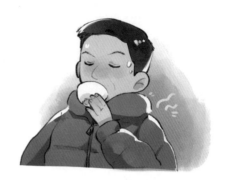

为什么用葛根汤？颈项部位的拘紧、怕风怕冷、头痛等症状，就是《伤寒论》第31条的葛根汤证："太阳病，项背强几几，无汗，恶风，葛根汤主之。"葛根汤是一张温和的发汗剂，有散寒舒筋的功效，适用于风寒感冒的恶寒无汗、头痛、身痛、颈项腰背强痛，及伴有嗜睡、易疲乏、大便溏薄等症状。

我从家中自备的"中药柜"里找出葛根汤的几种药材，亲身体验一下这张经典方的疗效。

葛根汤药味不多，仅7味，但她的煎煮方法很独特。在以刻录竹简与木牍的方式来记录文字的汉代，医圣张仲景对葛根汤煎煮方法的描述不吝笔墨："葛根四两，麻黄三两（去节），桂枝二两（去皮），生姜三两（切），甘草二两（炙），芍药二两，大枣十二枚（擘）。上七味，以水一斗，先煮麻黄葛根，减二升。去白沫，内诸药，煮取三升，去滓，温服一升，覆取微似汗，余如桂枝法将息及禁忌。"

我遵循原文，将葛根与麻黄单独取出，在煎药锅里加水先行煎煮，又在厨房找了半个生姜切片，6枚红枣，打碎，与桂枝、芍药、甘草放入玻璃碗中浸泡。

奇特的靶点：项背强几几

十分钟不到，厨房里飘出了一股清香，那是麻黄的味道。我守在煤气灶前,不时地用汤勺撇去漂浮在水面上的浮沫,这是书上记录"去白沫"的操作方法。聪明的古人通过反复的观察发现,用这种方法可以避免麻黄的副作用。待浮沫撇净,我将剩余的药材一起倒进煎药锅中煎煮。

半小时后,弥漫在厨房里的麻黄的清香味渐渐淡去,甘草、红枣的香甜味,混合着桂枝、生姜的辛辣味浓郁起来。两小碗暗黄色的葛根汤煎煮出来了。

温热微辣的葛根汤药液入胃后,我遵照原文"覆取微似汗",加了一件绒衣外套,拉紧拉链,身体很快就变得暖和起来。这种煦热感集中在项背部,用手触摸,明显感到这个部位的皮温更高,好像发热时的感觉。服药后大约20分钟左右,就如原文描述一般,我的项背部冒出微汗。不久,原本拘紧的项背变得舒适,僵硬感消失,活动自如。第二天我再次煎服一剂葛根汤后,终于消除了项背部的寒冷、僵硬感及头部的昏沉感。

为什么这种煦热感,只聚集在头项背部,而没有扩散到身体的其他部位?

这种奇特的感受,让我想起恩师黄煌先生的一句话:"方证是有部位的。"《伤寒论》中葛根汤原文"项背强几几",就是其方证作用部位。葛根汤如同一枚精确的子弹,直击靶点。

人群特征:虎背熊腰、肤干汗少

此方的适用人群大多有以下体质特征。

虎背熊腰:体格强健,肌肉厚实,特别是项背部肌肉厚实或隆起,脉象有力,体力劳动者或青壮年多见。

皮粗肤干:面色黄暗或暗红,皮肤粗糙干燥,背部或面部多有痤疮;平时不易出汗,有得汗病减、夏轻冬重的趋向。

易困倦多头疾:疲劳感,困倦,嗜睡,反应比较迟钝。容易有头昏头晕、耳鸣耳聋、痤疮、口干等。

女性如男:女性皮肤粗糙,肌肉发达,体毛多,月经紊乱,表现为月经量少、月经周期较长或闭经、痛经等。

以下病症符合上述人群特征者可以考虑使用本方。

1. 以发热无汗为表现的疾病,如感冒、乳腺炎初期、疔疮初起。

2. 以项背腰腿强痛为表现的疾病,如颈椎病、落枕、肩周炎、腰椎间盘突出症、急性腰扭伤、慢性腰肌劳损等。

3. 头面部的慢性炎症,如痤疮、毛囊炎、牙周脓肿、牙髓炎、鼻窦炎、过敏性鼻炎等。

4. 五官感觉失灵的疾病,如突发性耳聋、面神经麻痹、颞下颌关节紊乱综合征。

5. 以头昏重为表现的疾病,如脑梗、高血压、脑动脉硬化、醉酒。

6. 以月经不调为表现的疾病,如多囊卵巢综合征、月经延期、闭经、痛经。

本方适用于一种"表实里虚、表寒里热"的实性体质,以肌肉厚实、项背部头部症状多为表现特征。本方对皮肤、肌肉、腰背以及头面部的病症有一定选择性,特别是项背部是其方证的见证区。该部位的拘挛疼痛、皮肤的疮疖、腰背的无力酸痛,大多要考虑本方证的可能。

从临床效果推测,葛根汤能解除骨骼肌的痉

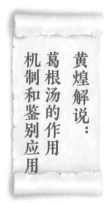

黄煌解说:
葛根汤的作用机制和鉴别应用

挛,特别是解除颈项腰背乃至头部肌肉的痉挛状态,并能改善头面部、肩颈部的血液循环。对其功效,古代用"解肌"来解释。葛根汤是通窍方,作用于汗腺则发汗,作用于性腺则通经,作用于大脑则兴奋。

本方适用于大便不成形者,如大便干结者要慎用,或用量不宜过大,或加大黄。

项背强是葛根汤证的特征性指证,但也要考虑其他方证的存在,如葛根芩连汤、桃核承气汤、麻黄汤、大柴胡汤等也能用于项背拘急疼痛的病症,要注意鉴别。

巧用葛根汤

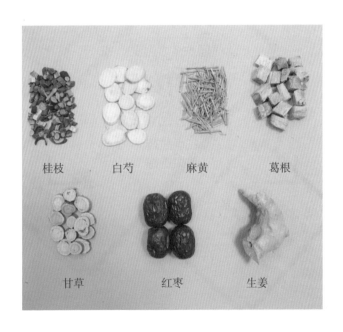

桂枝　　白芍　　麻黄　　葛根

甘草　　红枣　　生姜

经典配方:葛根四两,麻黄三两,桂枝二两,生姜三两,甘草三两,芍药二两,大枣十二枚。上七味,以水一斗,先煮麻黄、葛根,减二升,

去白沫,内诸药,煮取三升,去滓。温服一升。覆取微似汗。(《伤寒论》)

推荐处方:葛根 30～120 克,生麻黄 10～15 克,桂枝、白芍各 15 克,生甘草 5 克,生姜 15 克,红枣 20 克。以水 1 100 毫升,煮取汤液 300 毫升,分 2～3 次温服。如葛根用量超过 60 克,应先煎取水,再煎他药。

中成药:目前以葛根汤为原方的中成药制剂相对较多,有葛根汤颗粒剂、片剂、合剂等多种剂型,可供不同年龄段患者选择,建议以各药品说明书服用剂量及方法为准。

煎药方法

正确煎药
效果更好

二十九、专治手脚冰冷的理气解郁方

四逆散

经方故事：双手冰冷的便秘女士

2021年6月12日，将近有两个月没来复诊的吴女士再次来到我的门诊，张口就说："包医生，你给我开的通便中药，是不是有促进怀孕的作用？"

这究竟是怎么回事？

2021年3月6日，吴女士长期受便秘困扰，在闺蜜的推荐下，来找我调治。

35岁的吴女士有着"悠久"的便秘史，自幼年有记忆开始，她的大

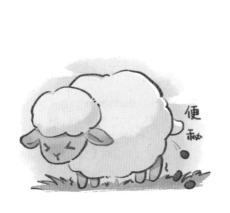

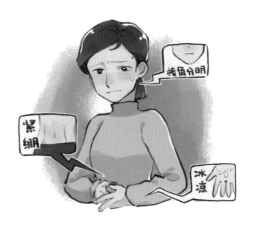

便就没有正常过。排便周期不是每天，而是一周一次，即便如此，她也没有腹胀的感觉。问及她的大便性状，眉头微皱却不乏幽默的吴女士说道，自己吃的是人饭，拉的却是羊屎（一颗一颗，又干又硬）。她还说，有时候大便呈现细长条，以至怀疑会不会肠子里长什么东西。可是每次肠镜检查都提示无异常，真是奇怪！

吴女士皮肤白，身材苗条，表情拘谨，棱角分明的脸庞，一双忧郁的眼睛；暗红色的舌体，薄白苔；纤细白皙的双手冰凉，手心却在冒汗，脉弦紧；她的腹肌很敏感，做腹诊时，两侧的腹直肌紧绷。

吴女士的临床表现提示，便秘的病因既不是肠胃积热，也不是津液亏虚。她那冰凉的双手与紧张的腹肌，还有体质特征，都在提示这是四逆散证！

遂处方：柴胡、生枳壳、白芍、赤芍各15克，炙甘草10克。七剂。

一周后，吴女士来复诊，她开心地说自己的大便周期缩短为2～3天一次，排便过程通畅。效不更方，守方近一个月，吴女士的大便，竟

黄煌领学中医　生活中的传世经方

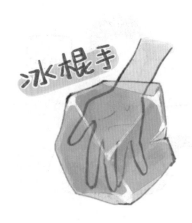

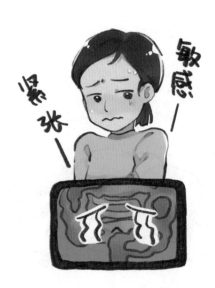

然可以每日一行。在这之后,中药逐渐减量,隔天服用半剂,依然有效。到 2021 年 4 月底后,吴女士没有再来复诊。

6 月 12 日,吴女士再次求诊。提出了文章开头的那个奇怪的问题。

原来,有二胎计划的吴女士,没有采取避孕措施已近一年,但一直未能如愿受孕。就在服用中药的那 2 个月时间里,她发现自己竟然怀孕了,只是很遗憾,是宫外孕。5 月 17 日手术后并发肠粘连,便秘现象再次出现,大便 5~10 天一解,遂再次来求方。

我依然用四逆散原方,吴女士服后大便再次通畅。

为什么四逆散还能促孕

我给吴女士开的处方,是张仲景的"四逆散"。此方能否促进受孕,还得从这张小经方说起。

《伤寒论》318 条:"少阴病,四逆,其人或咳,或悸,或小便不利,或腹中痛,或泄利下重者,四逆散主之。"

在这个医案中,引起我关注的,也是四逆散最重要的方证抓手,就是条文中的"四逆"。

四逆就是俗语的"手脚冰冷"。这种手脚冰冷,有着独特的临床特点。一是手脚冰冷与情绪相关,紧张焦虑时更为明显,这就是"紧张到手脚冰凉"。二是虽然手部冰冷,但大多患者手心冒汗。三是即便手足冰冷,但患者并无身体怕冷的描述,有的患者衣着反比常人更为单薄,甚至喜食冷饮。显然,这种四肢末端发冷的现象并非体内虚寒,而是内热外寒的复杂表现,是情绪因素导致四肢末梢血管紧张痉挛,局部供血不足后的温度下降。

从经典条方来分析,四逆散并非专门用来通便。我之所以用来治疗吴女士的便秘,这得益于恩师黄煌先生的"方-病-人"方证思维。在恩师《中医十大类方》书中描述,四逆散适用于情绪紧张抑郁、肌肉坚紧的人。"四逆散"人以女性为多,她们中等偏瘦,面部棱角分明;表情拘谨,容易胸闷心慌;手足冰凉又冒汗,被形象地称为"冰棍手";肌肉紧张,腹诊检查腹直肌敏感,怕痒;容易出现痉挛样疼痛,表现为经前乳房胀痛、痛经、偏头痛,还有的夜间磨牙等。

吴女士冰冷的手、紧张的情绪、敏感的腹直肌和体貌特征表现,都提示为四逆散证。她的便秘病因,是情绪紧张后肠道蠕动功能紊乱导致的。而现代研究也证明了,情绪异常与排卵障碍两者之间有关联,机体在情绪稳定、愉悦放松的状态下,能促进卵泡发育、规律排卵,有利于受孕成功。从另一种角度来分析,四逆散在帮助吴女士通便的同时,也促使了吴女士受孕。

人群特征:棱角脸、紧张腹、冰棍手

此方的适合人群有以下几个特征性表现。

棱角脸:体形中等偏瘦,脸部棱角分明。脸色面色偏黄或青白,表情紧张,或眉头紧皱,烦躁面容。

紧张腹:做腹诊触摸上腹部及两胁下,他们的腹肌比较紧张。有的年轻人、小朋友腹肌敏感,怕痒,手一触碰到腹部则腹肌瞬间紧张,咯咯笑不停,用手来保护腹部,甚至会做躲避动作。还有的患者腹直肌好像两根棒子一样,由上至下强有力地紧张着。有的患者腹部不按不痛,一按即痛。

冰棍手:"四逆散人"的手,摸上去凉凉的,这就是古文记载的"四逆"之一。有的患者会告诉你,他的手一年四季都不温热。但他并不怕冷,衣着单薄,甚至还喜欢冷饮。触觉凉凉的手,伴有手心出汗,就好像摸到一根冰棍,我们形象地称之为"冰棍手"。这个情况年轻人多见,青年女性最为多见,尤其是在紧张和疼痛时更明显,血压多偏低。

挛急痛:"四逆散人"容易出现疼痛类症状,或腹痛、或头痛,或胸痛,或经前乳房胀痛等;疼痛时多伴有痉挛类症状,如肌肉痉挛的脚抽筋、呃逆、便秘、尿频、磨牙等。以上症状与情绪或睡眠相关。

琴弦脉:四逆散脉以弦脉为多,对这种脉象的描述《素问·玉机真脏论》曰:"端直以长,故曰弦。"弦,是比喻按脉时,手指末端的感觉好似按在紧张的琴弦上。弦脉是指动脉偏硬、弹性差、脉管紧张,其主病多见于肝胆病、疼痛、痰饮等;亦见于老年健康者、青年易紧张者。

以下病症符合上述人群特征者可以考虑使用本方。

1. 以腹痛腹胀为表现的疾病,如胆囊炎、胆石症、胃炎、胃溃疡、十二指肠溃疡、肠易激综合征、泌尿道结石急性发作、胃下垂、消化不良等。

2. 以肌肉痉挛为特征的疾病,如顽固性呃逆、腓肠肌痉挛、女性急迫性尿失禁、神经性头痛等。

3. 以紧张不安为表现的疾病,如经前期紧张综合征、心因性阳痿、胃神经症、心脏神经症、神经性皮炎、不宁腿综合征、掌跖多汗症、过度换气等。

4. 以胸闷、胸痛为表现的疾病,如冠心病、急性乳腺炎、乳腺增生、肋间神经痛、肋软骨炎等,以及伴有抑郁状态的体表各部位疼痛。

本方过量长期使用可出现疲乏无力感。

部分患者服药后有一过性的轻度腹泻现象,大多能自行缓解,或减少芍药的剂量。

四肢冷患者若伴有面色白,精神萎靡,脉沉者慎用此方。

巧用四逆散

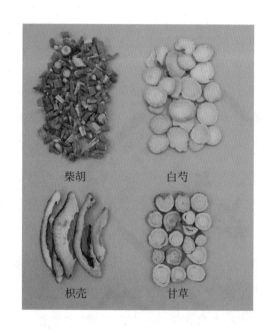

柴胡　　　　白芍

枳壳　　　　甘草

经典配方:柴胡、芍药、枳实、甘草各十分。上四味,各十分,捣筛。白饮和服方寸匕,日三服。(《伤寒论》)

推荐处方:柴胡、白芍、枳壳各15克,生甘草5克。以水600毫升,煮取汤液300毫升,分2～3次温服。或可将上药按等分研细末,米粥或酸奶或红酒等调服,每次服5克,一日2次。

中成药:目前以原方为基本方的中成药制剂有四逆散颗粒剂,建议以各药品说明书服用剂量及方法为准。

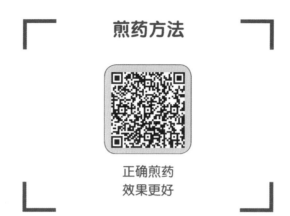

煎药方法

正确煎药
效果更好

三十、经方中的免疫调节剂

小柴胡汤

经方故事：消失的肺结节与荨麻疹

2021年5月3日，陈女士拿着胸部CT报告来复诊，她激动地告诉我："肺结节消失了！"

半年前，陈女士第一次来到我的门诊。是因为反复发作的皮肤瘙痒和咳嗽。

陈女士的皮肤瘙痒多在四肢部位，病因不详，会突然间瘙痒发作，难以忍受。用手一抓，局部皮肤就呈现一道道猩红的抓痕。那种莫名的刺痒经常说来就来，一旦抓挠就不能自己，常常导致皮肤猩红成片，一道道抓痕与血痂交错，简直惨不忍睹。皮肤科诊断她患有"划痕性荨麻疹"，经过半个月的口服抗过敏药、外涂乳膏，陈女士的皮疹也未见好转。

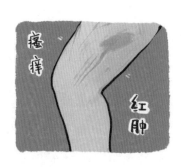

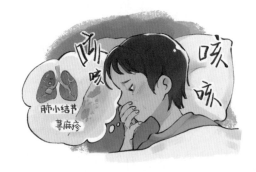

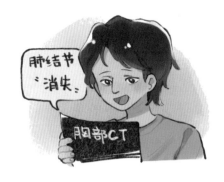
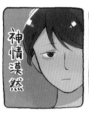
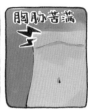
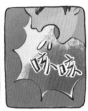

陈女士还有咳嗽,闻到刺激性气味时咳嗽尤为明显。经常会出现连续不停的干咳,剧烈时会引起喉头肌肉痉挛,感觉呼吸也困难。咳嗽的发作并无规律,昼夜不分,严重影响睡眠。陈女士的体检报告显示"肺小结节",经呼吸科专科医生检查,诊断为"过敏性咳嗽",但服药治疗后咳声依旧。

在朋友的推荐下,陈女士来到我的门诊。

陈女士41岁,中等身材,神情疲惫,表情少,脸色黄暗,一对黑眼圈明显。舌红,手凉,脉弦,腹肌紧张。

我根据其郁郁寡欢的情绪与偏瘦弱的体质特征,且有反复发作的荨麻疹与咳嗽病症,定为抑郁的柴胡证。处方为小柴胡汤加味:柴胡、黄芩、姜半夏各15克,党参、生甘草、桂枝各10克,龙骨、牡蛎各15克,干姜5克,红枣20克,荆芥20克,防风15克。7剂。

一周后复诊,咳嗽减轻,皮疹发作频度减少,守方14剂。

再服两周后复诊,咳嗽皮疹均为偶发。针对陈女士的肺结节,我以小柴胡汤为基础方,根据其临证不同表现,进行加减合方。陈女士遵嘱服药。半年后复查胸部CT,肺结节消失了。

"柴胡人"用柴胡汤

小柴胡汤证多见于感染性疾病和一些慢性炎性疾病,这与病毒性感染、免疫功能失调有关,因此,小柴胡汤被誉为"经方中的免疫调节剂"。主治疾病不仅种类繁多,而且大多病程长、反复发作、缠绵难愈。

本文中陈女士的荨麻疹、过敏性咳嗽、肺结节,是三种不同的疾病,为何用小柴胡加味方能取效?主要的抓手有以下几点。

第一,从体质特征来分析,陈女士为黄煌经方医学中的"柴胡体质",也就是"柴胡人"。

第二,陈女士反复发作的荨麻疹与干咳,属于小柴胡汤主治的"往来寒热"证。往来寒热,是对小柴胡汤主治疾病常见类型的一种经典表述,其概念广泛。①指患者发热持续。②指一种过敏状态,如对温度、湿度、气压、光照、气候、居住环境、音响、气味过敏乃至心理过敏。③指疾病反复发作,"往来"有时间性。其中有定时发病者,所谓"休作有时",有日节律,或周节律,或月节律,如疟疾的日间发作等;也有无明显的节律的发病,如过敏性疾病等。

第三,陈女士腹诊检查时,腹肌紧张,两侧胁下按压有抵抗,可以视为小柴胡汤"胸胁苦满"的腹证。

人群特征:黄瘦、抑郁、胸胁不适

此方的适用人群有以下几个特点。

瘦黄:体形中等或偏瘦,营养状况一般或较差,面色黄或发青,皮肤干,缺乏光泽,有虚弱貌。

神情漠然:表情淡漠,沉默寡言,情绪低落、抑郁苦楚貌。患者意欲低下,特别是食欲不振和性欲低下,乏力,怕冷,敏感多疑,睡眠障碍。

胸胁苦满:胸胁部症状较多,或胸闷痛,或上腹部或两肋下按之有抵抗感和不适感,或乳房疼痛,或腋下的淋巴结肿大,或肩颈部腹股沟有肿块、疼痛等。

易患慢性病:大多为急性疾病的迁延期或是慢性病,如发热性疾病久久不退、病毒性疾病、自身免疫性疾病、过敏性疾病、呼吸道疾病、肝胆病、结核病、甲状腺疾病、乳房疾病、耳鼻眼睛疾病、抑郁症等。

以下病症符合上述人群特征者可以考虑使用本方。

1. 以发热为表现的疾病,如感冒、流行性感冒、轮状病毒肠炎、肺炎、急慢性扁桃体炎、疟疾、伤寒、妇女经期发热以及各种无名发热。

2. 以食欲不振、恶心呕吐为表现的疾病,如慢性胆囊炎、慢性胃炎、胃溃疡、慢性肝炎等。

3. 以咳嗽为表现的疾病,如肺炎、胸膜炎、支气管哮喘、咳嗽变异性哮喘、支气管炎、结核病等。

4. 以淋巴结肿大为特征的疾病,如淋巴结肿大、淋巴结炎、淋巴结核、肿瘤的淋巴结转移、慢性淋巴细胞白血病、恶性淋巴瘤、艾滋病、癌症等。

5. 反复发作的过敏性疾病,如过敏性鼻炎、花粉症、日光性皮炎、湿疹等。

6. 反复发作的五官科炎症,如腮腺炎、鼓膜炎、化脓性中耳炎、口腔炎、角膜炎、虹膜炎等。

7. 自身免疫性疾病的桥本甲状腺炎、风湿性关节炎、强直性脊柱炎、干燥综合征、自身免疫性肝病等。

8. 以抑郁为表现的疾病,如抑郁症、神经性食欲缺乏症、心因性阳痿。

巧用小柴胡汤

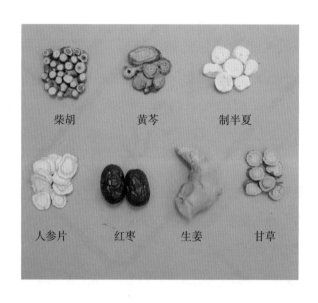

柴胡　　黄芩　　制半夏

人参片　　红枣　　生姜　　甘草

经典配方:柴胡半斤,黄芩三两,半夏半升,人参、甘草、生姜各三两,大枣十二枚。上七味,以水一斗二升,煮取六升,去滓,再煎取三升。温服一升,日三服。(《伤寒论》)

推荐处方:柴胡20～40克,黄芩、制半夏各15克,人参5克或党参15克,炙甘草5～15克,生姜15克,红枣20克。以水1100毫升,煮取汤液300毫升,分2～3次温服。感冒发热者,柴胡应取大量,并可根据病情日服4次,以得汗为度;如非发热性疾病,柴胡用量可酌减。羸瘦用人参,食欲不振用党参。

中成药:目前以原方为基本方的中成药制剂相对较多,有小柴胡颗粒、片、丸、胶囊等多种剂型,可供不同年龄段患者选择,建议以各药品说明书服用剂量及方法为准。

注意事项:

1. 日本曾报道小柴胡汤导致肝损害以及间质性肺炎的病例,肝肾功能不良者慎用。

2. 发热性疾病使用此方,通常不超过 3 天量。服药三天后症状未改善,或出现其他症状时,应及时去医院就诊。

3. 慢性病则可以服用时间长些,服用量以原方量的 1/2 或 1/3 为宜,服用 3 个月后检查肝肾功能。

4. 方中黄芩不宜大量,特别是肝病患者。

煎药方法

正确煎药
效果更好